U0209339

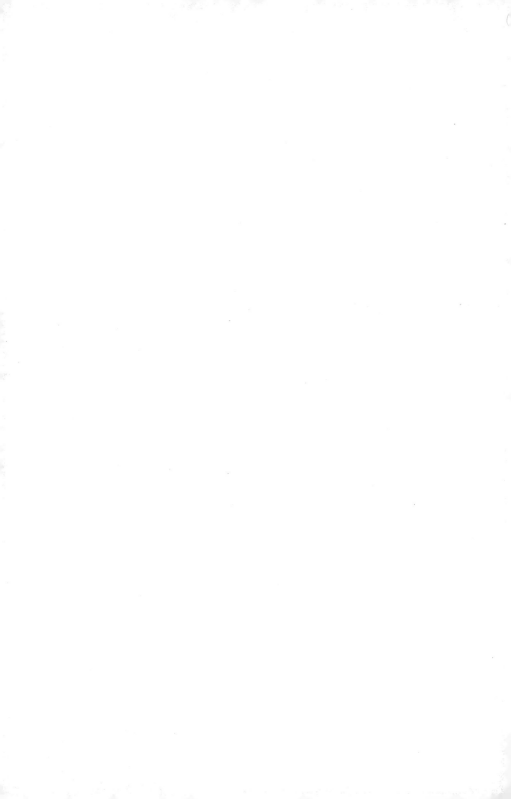

南京稀见文献丛刊

南京民间药草

周太炎
丁志遵 著

审校 张群

南京出版传媒集团
南京出版社

图书在版编目（CIP）数据

南京民间药草 / 周太炎 , 丁志遵著 . -- 南京 : 南京出版社 , 2023.4

（南京稀见文献丛刊）

ISBN 978-7-5533-4150-7

Ⅰ . ①南… Ⅱ . ①周… ②丁… Ⅲ . ①中药材－介绍－南京 Ⅳ . ① R282

中国国家版本馆 CIP 数据核字（2023）第 048436 号

丛 书 名：南京稀见文献丛刊
书　　名：南京民间药草
作　　者：周太炎　丁志遵
出版发行：南京出版传媒集团
　　　　　南 京 出 版 社
社址：南京市太平门街 53 号　　　　邮编：210016
网址：http://www.njcbs.cn　　　　电子信箱：njcbs1988@163.com
联系电话：025-83283893、83283864（营销）　025-83112257（编务）

出 版 人：项晓宁
出 品 人：卢海鸣
责任编辑：严行健
装帧设计：王　俊
责任印制：杨福彬

排　　版：南京新华丰制版有限公司
印　　刷：南京工大印务有限公司
开　　本：890 毫米 × 1240 毫米　　1/32
印　　张：6
字　　数：120 千
版　　次：2023 年 4 月第 1 版
印　　次：2023 年 6 月第 2 次印刷
书　　号：ISBN 978-7-5533-4150-7
定　　价：40.00 元

用微信或京东
APP 扫码购书

用淘宝APP
扫码购书

学术顾问

茅家琦　蒋赞初　梁白泉

编委会

主　　任　姜巧玲　项晓宁
副 主 任　卢海鸣　柳云飞
委　　员　（以姓氏笔画为序）

孔令琦　汤林平　苏克勤　李　玉
杨颖奇　张　群　郑国军　施国俊
姚卫国　顾金亮　曹建国　樊立文

丛书主编　卢海鸣
副 主 编　樊立文　徐智明
特约编辑　王晓慧　张贵云　章庆根　石高兵
统　　筹　杨传兵　李唐海

总　序

　　南京是我国著名的七大古都之一，又是国务院首批公布的 24 座历史文化名城之一。有将近 2500 年的建城史，约 450 年的建都史，号称"六朝古都""十朝都会"。南京的地方文献是中华历史文化资源的一个重要组成部分，是研究我国政治、经济、军事、文化和民风民俗的重要资料。为了贯彻落实党的十九大精神和习近平新时代中国特色社会主义思想，配合南京的经济发展与城市建设，深度挖掘历史文化资源，做好历史文献整理出版工作，不仅有利于传承、弘扬南京历史文化，提升南京品位，扩大南京影响力，也有利于推动物质文明、政治文明、精神文明、社会文明、生态文明协调发展。

　　长期以来，南京地方文献还没有系统地整理出版过，大量的南京珍贵文献散落在全国各地的图书馆和民间。许多珍贵的南京文献被束之高阁，无人问津，有的随着岁月的流逝而湮没无闻。广大读者想要查找阅读这些散见的地方文献，费时费力，十分不便。为开发和利用好这一祖先留给我们的文化瑰宝，充分发挥其资治、存史、教化、育人功能，南京出版传媒集团（南京出版社）与南京市地方志编纂委员会办公室组织了一批专家和相关人员,致力于搜集整理出版南京历史上稀有的、珍贵的经典文献,并把"南京稀见文献丛刊"精心打造成古都南京的文化品牌和特色名片。为此,我们在内容定位上是全方位、多视角地展示南京文化的深层内涵和丰富魅力;在读者定位上是广大知识分子、各级党政干部以及具有中等以上文化程度的人;在价值定位上,丛书兼顾学术研究、知识普及这两者的价值。这套丛书的版本力求是国内最早最好的版本,点校者力求是南京地方文化方面的专家学者,在装帧设计印刷上也力求高质量。

总之,我们力图通过这套丛书的出版,扩大稀见文献的流传范围,让更多的读者能够阅读到这些文献;增加稀见文献的存世数量,保存稀见文献;提升稀见文献的地位,突显稀见文献所具有的正史史料所没有的价值。

"南京稀见文献丛刊"编委会

前　言

　　我国的药用植物资源,非常丰富,很多药物已被收载于历代本草书籍中;但流行于民间的药草而还没有列入本草的,种类也很多;其中确有疗效,并且有一定应用基础的,几乎是各地都有。但由于以往大家对中药的认识不足,尤其对民间的药草,缺少应有的重视和科学的整理,因此在这方面的资料很缺乏,在药草名称和品种方面,也有一定的混乱现象。这样,对于发掘和推广民间医药经验,会受到一定的影响。为了响应党和政府重视中药研究与整理的伟大号召,我们结合工作单位的性质和所在地区的实际情况,把南京民间的药草,加以调查、鉴别、整理和总结。我们的目的是:一方面为医药研究工作者提供研究的资料,一方面想解决市场上一些药草品种的混乱现象。

　　二年来,我们在结合南京郊区药用植物普遍调查的基础上,又陆续地调查和访问了南京市较有经验的一些草药业同志,如雨花街的张忠林、夫子庙的雷国信和钓鱼台的魏文龙等;收购了他们草药铺里所经营的商品药草,调查和记录下各种药草的民间用法和效用;同时又参考与实地采集压制标本,将各药草分别加以考证和鉴定。我们将所得的材料,经过综合整理,写成了《南京民间药草》这本小册子。

本书一共收载了药草 111 种和变种,属于 57 科 102 属,插图共 221 幅。每种除记述其常用的中名、学名和异名及南京草药名(附生药调查编号)外,对原植物形态(包括自然生长环境和开花结实时期),药用部分和民间效用等三项,都加以扼要的叙述。为了使读者便于查阅和参考起见,特在正文前面编列科目(依植物分类顺序),并在正文末尾编写了中文索引和学名索引。

因限于时间和人力,在药草种类上和疗效上,难免有调查不周或有遗漏的地方;因此希望读者能多给指示和多提意见(函件请径函南京中山门外中国科学院植物研究所南京中山植物园),以便今后修改增订。

本书编写过程中,蒙裴鉴和陈封怀二教授校阅;单人骅和徐国钧二教授提供意见,作者谨此致以衷心的谢意。

审校者按:本书根据科学出版社 1956 年 11 月第一版重新编排。

卷 柏

Selaginella tamariscina (Beauv.) Spring

(*Stachygynandrum tamariscinum* Beauv.)
(*Selaginella involvens* (Sw.) Spring)

（卷柏科 Selaginellaceae）

草藥名：還魂草（143 號）。

多年生隱花植物，常綠不凋。 莖葡匐，腹背扁平，葉腹面基部有 1 小舌狀體，單葉，形小，同型或異型；孢子囊 2 型，單生在葉軸中，1 室，有 2 瓣；孢子為四面形，外壁平夷或有各式彫紋。（圖 1）

多生在山地岩石上，極耐旱；天久不雨，枝葉內卷，濕時再開展。南京紫金山頂上普遍野生，民間也常盆栽作觀賞用。

藥用部分：全草。（圖 2）

民間效用：全草煎水服，有涼血、止血的效能。

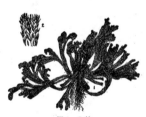

圖 1 卷柏

1. 植物全形； 2. 葉的一部。（腹面）

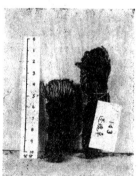

圖 2 卷柏生藥

中 名 索 引

《南京民间药草》1956 年初版书影

目 录

卷　柏

Selaginella tamariscina（Beauv.）Spring

（Stachygynandrum tamariscinum Beauv.）

（Selaginella involvens（Sw.）Spring）

（卷柏科 Selaginellaceae）

草药名:还魂草(143 号)

多年生隐花植物,常绿不凋。茎匍匐,腹背扁平,叶腹面基部有 1 小舌状体,单叶,形小,同型或异型;孢子囊 2 型,单生在叶轴中, 1 室,有 2 瓣;孢子为四面形,外壁平夷或有各式雕纹。(图 1)

多生在山地岩石上,极耐旱;天久不雨,枝叶内卷,湿时再开展。南京紫金山顶上普遍野生,民间也常盆栽作观赏用。

药用部分:全草。(图 2)

民间效用:全草煎水服,有凉血、止血的效能。

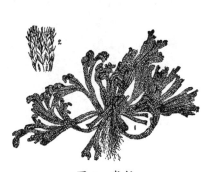 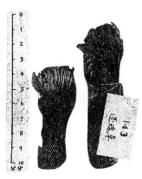

图 1　卷柏　　　　　　图 2　卷柏生药
1. 植物全形;2. 叶的一部(腹面)

木 贼

Equisetum ramosissimum Desf.

（E. elongatum H.B.H.）

（木贼科 Equisetaceae）

草药名:木贼(104 号)

多年生草本,高 30—70 厘米,多分枝,枝细长,圆柱状,生长时呈白绿色,中空,表面粗糙,有纵沟,多节,多含矽质;鳞片状叶连成硬质鞘,齿片易于失去;孢子叶球顶生,呈笔头状,初绿褐色,后变为黄色。(图 3)

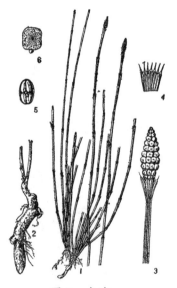

图 3　木贼
1.植株;2.地下茎;3.孢子叶球;
4.鳞叶的一部(已剖开);5.孢子叶
反面,示孢子;6.孢子叶正面观

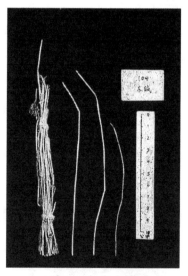

图 4　木贼生药

野生在河边砂地,或山间较阴湿低凹处。5—6月间孢子成熟。

药用部分:全草。(图4)

民间效用:全草煎水服,治妇女湿淋症。

海金砂

Lygodium japonicum（Thunb.）Sw.

（Ophioglossum japonicum Thunb.）

（海金砂科 Schizaeaceae）

草药名:海金砂(141 号)

多年生攀援草本,高达4公尺,地下茎细而匍匐,全体具有成节的毛,茎干草色,具有白色微毛。叶为1—2回羽状复叶,小叶卵状披针形,边缘有锯齿或不规则分裂,上部小叶无柄羽状或戟形,在下部的有长柄。孢子囊生在叶背面,在2回小叶的齿及裂片顶端,穗状排列;孢子囊横卵形,环带侧生,聚集一处。(图5)

野生在山坡,攀援他物而生长。孢子囊多在夏秋两季成熟。

药用部分:全草。(图6)

民间效用:全草煎水服,可以通便。

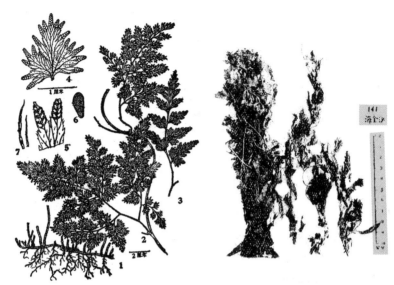

图 5　海金砂
1. 地下茎;2. 地下茎及生孢子囊叶;3. 不生孢子囊叶;4. 生孢子囊叶放大;5. 生孢子囊叶的一部放大,示孢子囊盖;6. 孢子囊放大,示环带地地位;7. 地下茎上所生的节毛(自《药用植物志》)

图 6　海金砂生药

蕨

Pteridium aquilinum（L.）Kuhn.

（Pteris aquilina L.）

（凤尾蕨科 Pteridaceae）

草药名:山凤尾,如意草(51 号)

多年生草本,地下有长的根状匍匐茎,外被柔毛。叶为羽状复叶,革质,多被密毛,叶脉除在叶缘上连接外,都是分离的,孢子囊群沿叶缘着生,连续不中断,生长在叶脉相连的地方,盖两层,外层(假囊群盖)是由叶缘反卷而成,内层(真囊群盖)发育良好或缺如,不具隔丝;孢子囊有细柄,环带约具有 13 个增厚的细胞;孢子长圆状四面形。平滑。(图 7)

南京附近多生在山野和田边。

药用部分:全草。(图 8)

民间效用:全草煎水服治食隔、气隔。这植物的嫩叶,可供食用;又自根茎采取淀粉,叫做蕨粉,也供食用和糊料用。

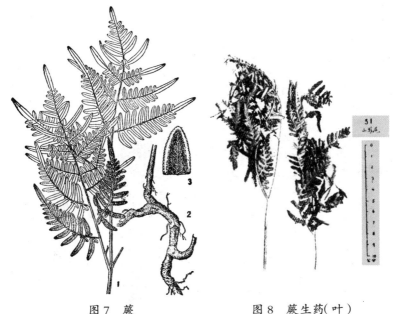

图 7 蕨
1. 复叶的一部;2. 根茎;3. 小羽片背面,示孢子囊群沿叶缘着生(放大)。

图 8 蕨生药(叶)

贯 众

Cyrtomium Fortunei J. Sm.

（水龙骨科 [①]Polypodiaceae）

草药名：贯众(59 号)

多年生草本；叶由地下茎丛出，叶柄上密被卵形至披针形褐色鳞片，鳞片边缘呈流苏状；叶片 1 回羽状复叶，小叶近于无柄，卵状披针形，顶端长尖，边缘具不等齐的锯齿，基部

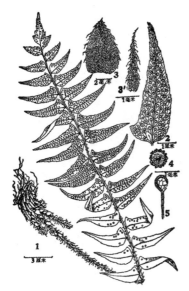

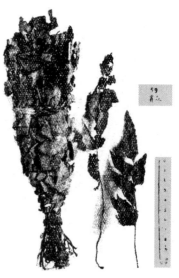

图 9　贯众

1. 植物全形；2. 小叶；3. 叶柄基部的鳞片；3′. 髓轴上的鳞片；4. 孢子囊群；5. 孢子囊(自《药用植物志》)

图 10　贯众生药(叶)

---

① 贯众原属水龙骨科，现在属鳞毛蕨科——审校者注。

不相称,上端呈三角状突起。叶背面散布多数孢子囊群,每1孢子囊群生在网孔中一条离生的小脉顶端;孢子囊盖盾状圆形,膜质,褐色,边缘波状。(图9)

野生在山坡树林下或溪沟边,也有栽培在庭园内供观赏用。

药用部分:全苗(不用根茎)。5月中旬采收幼嫩的叶,扎成一束,晒干或风干。(图10)

民间效用:把已干的叶束,放入水中,有消毒作用(一般在端午节前放入水缸中)。

凤尾草

Pteris multifida Poir.

(水龙骨科 [①]Polypodiaceae)

草药名:凤凰草(7号)

多年生小草本,根茎密被披针形黑褐色鳞片。叶丛出,有二形;生孢子囊叶片为2回羽状分裂,中轴具宽翅,裂片线形,顶端的小叶最长,孢子囊群生在叶缘背面成线形;不生孢子囊叶片较小,但小叶较宽,线形或卵圆形,边缘具宠齿。(图11)

阴湿的山坡和石隙间,井边和向北的墙壁间,都是常见生长的地方。孢子囊群在秋季成熟。

药用部分:全植物。(图12)

民间效用:用根苗煎水服,可治红、白淋症。

---

① 凤尾草原属水龙骨科,现在属凤尾蕨科——审校者注。

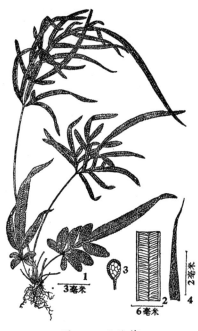

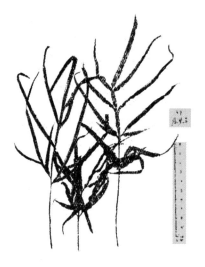

图 11 凤尾草
1. 植物全形;2. 生孢子囊叶片的一部,放大;3. 孢子囊;4. 地下茎上的鳞片(自《药用植物志》)

图 12 凤尾草生药(叶)

石 韦

Pyrrosia Lingua（Th.）Farw.

（P.chinensis Mirbel）

（水龙骨科 Polypodiaceae）

草药名:金茶条(13，65 号)

常绿草本,形小;根茎匍匐状,外被茶褐色的鳞毛。单叶出自根茎,叶柄细长;叶片长椭圆形或披针形,长短不一,全

缘,革质而厚,表面暗绿色,背面密布褐色的粉状物,孢子囊群着生在内面细脉的顶端,圆形。(图13)

生在山坡阴湿处岩石上。

药用部分:全植物。(图14)

民间效用:全草煎水服,可止吐血,每2两加1两冰糖混合煎服。

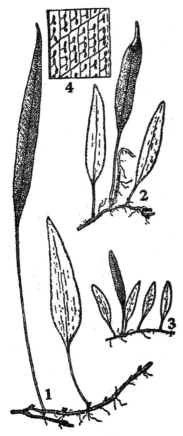

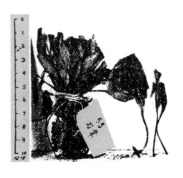

图13　石韦
1-3. 全形;4. 片的一部分,示叶脉及囊辟托(自《中国蕨类植物志属》)

图14　石韦生药(叶)

白 茅 ①

Imperata cylindrica（L.）Beauv. Var.

major（Nees）Hubb.

（I. c. var. Koenigii Rez. Pilger）

（禾本科 Gramineae）

草药名:白茅根(56 号)

多年生草本,地下有匍匐状长根茎,杆直立,纤细,高
30—90 厘米。叶片线形或线状披针形,边缘粗糙。圆锥花序
狭,穗状,紧缩呈圆锥状,有白色丝状长毛隐藏着小穗;小穗
成对,均具柄,柄不等长,无芒。(图 15)

常生在草原或山坡上,阳性植物,根茎蔓延甚广,且生长
力极强,一经播种,即难拔除;又种子能随风飞扬,故在林木
砍伐后或新开垦的场地,本植物最先侵入。7—8 月开花。

药用部分:根茎。根茎细长,圆柱状,淡黄色,表面有深
浅不等的纵皱纹;有明显的节和节间,每节生有鳞叶,并有支
根痕迹。味甜。(图 16)

民间效用:取根茎切碎煎水服,可止鼻血及治妇人经血
不调;与桔梗合用,有化痰止咳的效能。

---

① 本植物由禾本科专组鉴定。

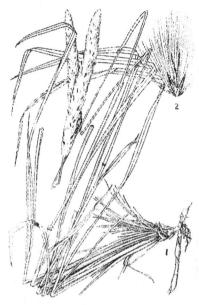

图 15　白茅
1. 全植物；2. 花（自《苏南植物手册》）

图 16　白茅生药（根茎）

芦　苇

Phragmites communis Trin.

（禾本科 Gramineae）

草药名:芦柴根（98 号）

多年生草本,地下有根茎；茎圆柱形,中空,表面平滑无毛,高约 3 米。叶互生,狭长披针形,先端渐尖。茎顶抽生圆锥花序,花多数紫色,小穗线状披针形,被丝状长毛,有小花 3—7 朵；颖不等长,第 1 颖长约为第 2 颖的半数或更短,外稃无毛。（图 17）

山野、河边、溪边或湿地上常见的高大草本植物。秋冬间抽穗开花。

药用部分:根茎。根茎呈粗大圆柱状,中空,表面黄白色,平滑无毛,干后具有深浅不等的纵皱纹。每节有多数圆点状的根残部和薄膜状的鳞叶,在近节处,常被有白色粉状物。(图18)

民间效用:把芦苇的根茎煎水服,清热清火,并能治喉痛。民间也有用来代茶的。

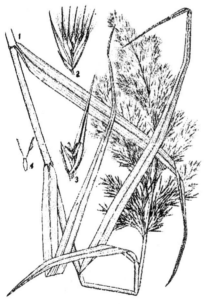

图17 芦苇
1. 花枝;2. 小穗;3. 小花;4. 雌蕊(自《苏南植物手册》)

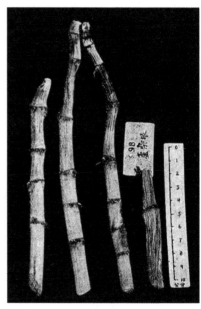

图18 芦苇生药(根茎)

水 葱

Scirpus lacustris L.

var. Tabernaemontani Trauv.

（莎草科 Cyperaceae）

草药名:水葱(9，50 号)

多年生草本,地下茎平行粗大,密被须根。茎直立,圆柱形,高达 1 米以上,基部数叶片退化呈鞘状。穗状花序卵圆形,排列成复伞形状,最下部的苞内通常无花;花被变态成 5—6 刚毛;雄蕊 3 个,药线形,先端具鸡冠状突起;雌蕊 1 个,花柱

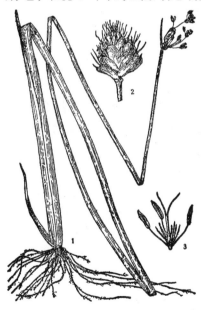

图 19 水葱
1. 植物全形;2. 穗状花序;3. 花(自
水生植物手册)

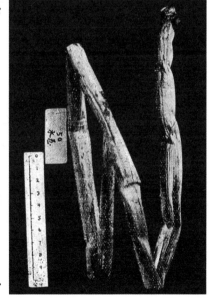

图 20 水葱生药(茎)

长，2 裂。瘦果扁凸镜形,表面平滑。(图 19)

通常生长在水边或沼泽地区。6 月开花。

药用部分:茎。茎质松软,直径 3—20 毫米,横切面呈多孔状。如在茎的一端放唾液少许,用口在他端吹之,唾液就成气泡状。(图 20)

民间效用:把茎煎水服,通利小便;药农说:"小便不通,离不了水葱。"

魔　芋

Amorphophalus konjac K. Koch.

(天南星科 Araceae)

草药名:花杆莲(124 号)

多年生草本,地下有扁圆形球茎;茎多肉,圆柱状,具褐色斑纹。叶为掌状复叶,由羽状的裂片而成,叶轴具不整齐的翼,小裂片卵状披针形。佛焰苞广卵形,下部筒状,暗紫色;中央为圆柱状肉穗花序,花多数;雄花褐色,位于上部;雌花红紫色,位于下位,子房球形,花柱较短。浆果球形或扁球形,成熟时呈黄赤色。(图 21)

野生或栽培。

药用部分:球茎。(图 22)

民间效用:将球茎捣碎擦手,可以预防蛇咬。民间也用球茎制成褐腐,可供食用。这植物有毒,须注意。

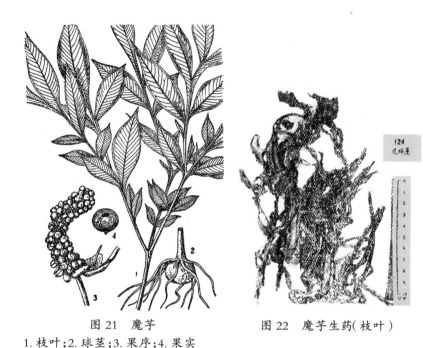

图 21　魔芋
1. 枝叶;2. 球茎;3. 果序;4. 果实

图 22　魔芋生药(枝叶)

掌叶半夏

Pinellia pedatisecta Schott

（天南星科 Araceae）

草药名:独角莲,独脚莲(92 号甲)

多年生草本,叶有长柄;初生时叶片为单叶,心脏形, 2—3 年后叶片呈掌状分裂,小叶 7—11 枚,无柄,大小不一,多数为披针形。总花梗较长,由块茎生出,蓲苞为细管形,肉穗花序,生雌雄花,雌花在下部;肉穗花序的附生物细长,稍弯曲。果实为浆果;种子微红色,圆形。(图 23)

野生在山坡、田野、路旁阴湿处,也有栽培的。6—7月间开花,8—9月果熟。

药用部分:块茎。块茎近球形,直径约4厘米,外皮粗糙褐色,有时尚留有已枯叶柄的基部,剥去外皮为类白色而呈粉状,上部散有细凹点。(图24)

民间效用:将块茎打烂,用白糖和醋拌敷患处,可治肿毒(因其有毒,在应用时须注意)。

苏北民间也用块茎磨粉,敷治肿毒。

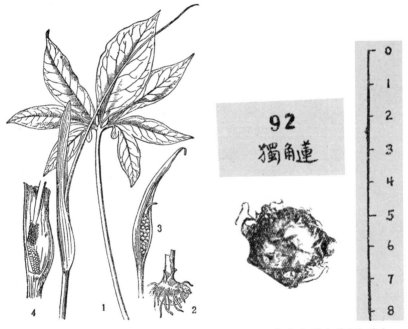

图23 掌叶半夏　　　　图24 掌叶半夏生药(块茎)

1. 叶;2. 块茎;3. 果实穗;4. 肉穗花序

直立百部

Stemona sessilifolia（Miq.）Fr. & Sav.

（Stemona erecta Wright.）（Roxburgia sessilifolia Miq.）

（百部科 Stemonaceae）

草药名:百部(4号)

多年生草本;茎直立,高达60厘米。叶3—4片轮生,卵形至椭圆形,先端短尖,全缘,基部楔形,脉多数5条。花出自茎下部鳞片状的叶腋间,有花梗;花被裂片4枚, 2列;雄蕊

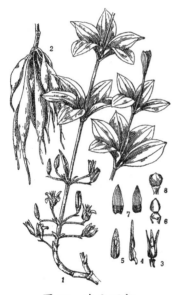

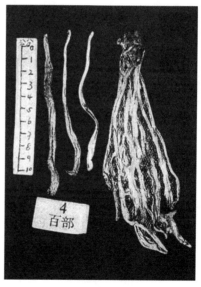

图25　直立百部

1.花株;2.根;3.雄蕊(已去花被和前面一雄蕊);4.雄蕊侧面观;5.雄蕊正面观;6.雌蕊;7.外列被片和内列被片;8.果实(自《药用植物志》)

图26　百部生药(根)

4个,药隔膨大而成披针形附属物,包围在药外面;药线形,顶端也有狭卵形附属物;子房卵形,有 3 浅槽,无花柱,柱头短。果实为蒴果。(图 25)

野生在山坡树林或竹林中。5—6 月开花。

药用部分:根。根肉质,常几个,或多至几十个簇生,呈纺锤形,表面平滑,黄白色。(图 26)

民间效用:将百部的根,切成小块,浸酒或煎水,用来杀头虱和治肺病;有毒,宜注意。

野 薤

Allium Bakeri Regel

(百合科 Liliaceae)

草药名:独蒜(103 号)

多年生草本;叶自地下鳞茎丛出,狭线形,面平,背圆,质软。叶间抽生花茎,高约 30 厘米,伞形花序顶生;花被 6 片,卵圆形或倒卵圆形,带紫色;雄蕊 6 个,较花被稍长;雌蕊 1 个。蒴果倒心形。(图 27)

野生在山坡石岩间、田野、路边或草丛中。7—9 月开花,10—11 月果熟。

药用部分:鳞茎。鳞茎卵状,肥厚肉质,外苞有薄膜状的鳞片,下端有多数黄白色的须根。味辛辣,具强烈大蒜臭。(图 28)

民间效用:把鳞茎打烂外敷,治各种疮疖;另外取野菊花煎水内服。

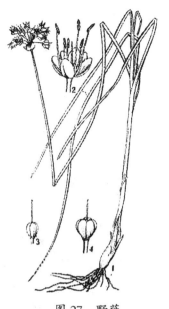
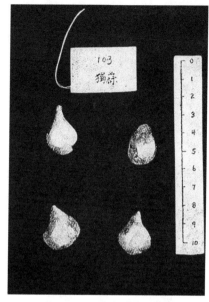

图 27　野薤
1. 全植物；2. 花；3. 雌蕊；4. 果实（自《苏南植物手册》）

图 28　野薤生药（鳞茎）

天冬草

Asparagus cochinchinensis（Lour.）Merr.

（A.lucidus Lindl.）

（百合科 Liliaceae）

草药名:天门冬(112 号)

多年生蔓草,茎常缠绕在他物上。叶细小,呈鳞片状,不明显,每自叶腋中生变态的枝呈叶状,通常 3 枚,狭线形而尖,微弯曲,长短不等,嫩绿色。花腋生,有柄;花被淡黄白色, 6裂;雄蕊 6 个,着生在花被基部;雌蕊 1 个,柱头 3 裂。浆果小

球形,直径约 6 毫米。(图 29)

野生在山林中,或移栽于庭园内。4—5 月间开花,6 月果实成熟。

药用部分:根。根多数丛出,呈纺锤状,肉质肥大,表面淡棕色,横切面为白色。(图 30)

民间效用:根用作补药;或治长期咳嗽,煎水服。民间也有把根浸渍于砂糖中,供食用的。

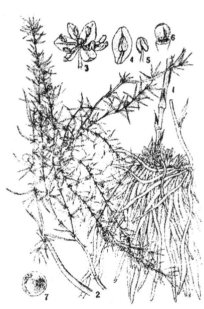

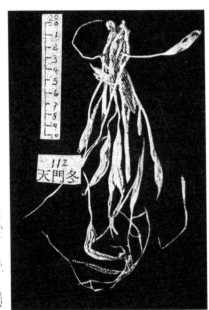

图 29　天冬草
1. 根;2. 花枝;3. 花;4. 被片和雄蕊;
5. 雄蕊;6. 雌蕊;7. 果实(自《苏南植物手册》)

图 30　天冬草生药(根)

白花百合

Lilium Brownii F. E. Br. var. colchestri Wilson

（百合科 Liliaceae）

草药名:野百合(116 号)

多年生草本,地下有鳞茎,茎直立,光滑无毛,高约30厘米,常有棕色斑点。叶互生,披针形至椭圆状披针形,两端渐狭,顶端尖,有5条显著的叶脉。花大,单生或3朵丛生,白色,喇叭形,外面带棕色,裂片倒披针形,顶端钝而反卷;花柱很

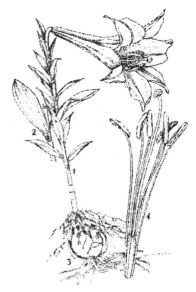

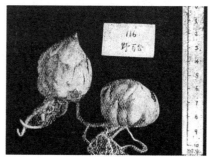

图31　白花百合
1. 全植物;2. 茎的一段;3. 鳞茎;
4. 雄蕊及雌蕊(去花被)(自《苏南植物手册》)

图32　白花百合生药(鳞茎)

长。果实为蒴果。(图 31)

野生在山坡上、石隙间、草丛中或路边。4—5 月开花,8—9 月果实成熟。

药用部分:鳞茎及根。鳞茎类圆形,稍扁,由多数鳞片组成,鳞片卵形,白色,新鲜时肉质,富粘液性,干燥后呈类黄白色半透明条状。根由鳞茎的基部丛出,圆柱状,白色,具有环状的横皱纹。(图 32)

民间效用:鳞茎及根煎水服,补肺。鳞茎通常供食用。

沿阶草

Ophiopogon japonicus (Thunb.) Ker-Gawl.

(Convallaria japonica L. f.)

(百合科 Liliaceae)

草药名:麦门冬,小叶麦门冬(119 号)

多年生,簇生草本。叶多数,根生,狭线形,多少外弯,长 15—30 厘米,暗绿色,花茎短于叶而常隐于叶丛中。花小,青紫色,1—3 朵聚生于苞腋内,为一狭的总状花序,子房下位。种子球形,碧紫色。(图 33)

野生在山坡草丛中,竹林下,较阴湿处,初夏开花,入秋果熟,也是一种观赏植物,多植于园圃或花坛边缘,南京园圃中常见。

药用部分:块根。块根长椭圆形至纺锤形,长 1—2 厘米,外面淡黄色,半透明,有多数纵皱纹,横切面淡黄色。(图 34)

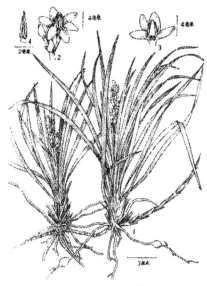

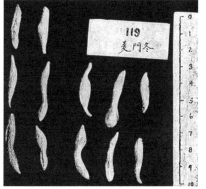

图 33　沿阶草
1. 植物全形；2. 花枝；3. 花的纵切面，
示胚珠；4. 花药（自《苏南植物手册》）

图 34　沿阶草生药（块根）

民间效用：块根煎水服，治妇女湿淋。

〔附注〕浙江杭州笕桥栽培的麦冬，就是这种。

玉　竹

Polygonatum officinale All.

（百合科 Liliaceae）

草药名：玉竹（122 号）

多年生草本，地下有横生的根茎；茎直立，高约 40 厘米。叶互生，叶柄甚短或缺如；叶片长椭圆形，顶端短尖，全缘，基部楔形。初夏叶腋生 1 花梗，梗分歧为 2 柄，柄端生一下垂的

钟形绿白色花；雄蕊 6 个；子房上位，花柱单一，细长，柱头头状。浆果球形，成熟时为暗紫色。（图 35）

野生在山坡草丛中、竹林下或石隙间，喜阴湿处。4—5月开花，9—10 月间果实成熟。

药用部分：根茎。根茎呈圆柱状，外面带棕黄色，一端具芽，全体多节，每节有线状突起，并散生多数须根，干后表面显纤细的皱纹，质多柔软，有粘液；横断面为类黄棕色；味甘。（图 36）

民间效用：民间常以玉竹的根茎作补药用，和以冰糖，煎水服。

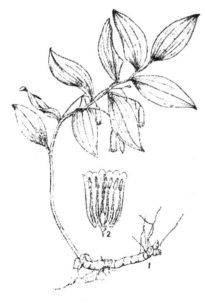
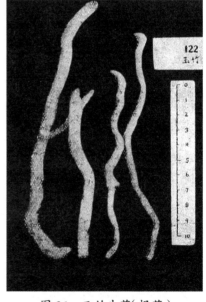

图 35　玉竹　　　　　　图 36　玉竹生药（根茎）
1. 植物全形；2. 花被剖开后，示雄蕊
　及雌蕊（自《苏南植物手册》）

菝葜

Smilax china L.

（百合科 Liliaceae）

草药名：金刚鞭（28 号）

落叶藤本，木质，多分枝，小枝有角棱，具坚小刺而略外曲。叶互生，卵形，椭圆形或近于圆形，老时带革质，托叶末端变为长卷须，常缠绕在他物之上。花雌雄异株，为腋生有总柄的伞形花序；花被 6 片，黄绿色；雄蕊 6 个；雌花有退化的雄

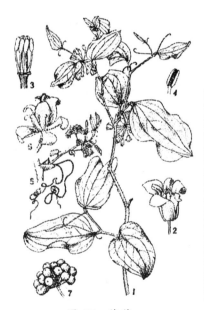

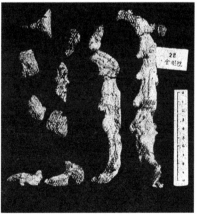

图 37 菝葜
1. 雄花枝；2. 雄花；3. 雌蕊；4. 花药；
5. 雌花枝；6. 雌花；7. 果实（自《苏南植物手册》）

图 38 菝葜生药（根茎）

蕊,子房3室,柱头3裂。果实为球形的浆果,成熟时红色。(图37)

山野普遍自生。4—5月开花,8—9月果实成熟。

药用部分:根茎。根茎匍匐,结节状,坚实,每结节突出尖端处生有细长根一支,表面灰棕色,横切面带淡粉红色。(图38)

民间效用:根茎有化痰止咳的效能,煎水服,用量四两;浸酒服,可治筋骨麻木。

石　蒜

Lycoris radiate Herb.

(石蒜科 Amaryllidaceae)

草药名:龙爪花(91号)

多年生草本,地下有宿存的鳞茎。叶丛出,花后发生,线形,肉质,青绿色,被有白粉,全缘,有平行脉。花茎在叶枯后生出,顶端着生花4-5朵,呈伞形,红色;花被6裂,裂片披针形而向后反卷,边缘作波状起伏;雄蕊6个,细长而弯曲;雌蕊1个,子房下位, 3室,每室有胚珠2个。果实为蒴果。(图39)

这种植物生在山野,沿长江流域各省,几到处都有。开花期适值有新米吃的时候,故江苏民间有"新米夜晚花"的名称。

药用部分:鳞茎。鳞茎卵圆形,肥厚,外面有紫赤的薄膜,

内面为肉白色,直径大小不等,通常 2—4 厘米,有时鳞茎的上端不数寸处,又生一鳞茎,下端丛生须根。(图 40)

民间效用:将鳞茎打烂后,用醋和白糖调制成糊状,敷治肿毒(破皮后不能敷)。有毒植物。

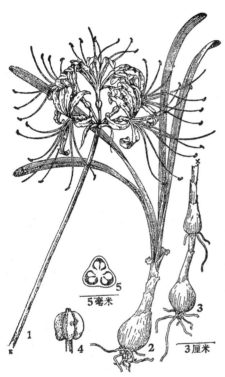

图 39　石蒜
1. 花茎;2. 植物营养体全形;3. 重生鳞茎;4. 果实放大;5. 子房横切面放大,示胚珠(自《药用植物志》)

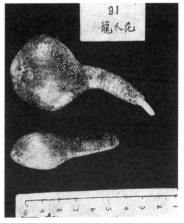

图 40　石蒜生药(鳞茎)

射 干

Belamcanda chinensis（L.）DC.

（Ixia chinensis L.）

（鸢尾科 Iridaceae）

草药名:冷水花,冷水丹(根名)(11 号)

多年生草本,有地下茎。茎直立,高约 1 米。叶 2 列成嵌叠状,剑形而扁,先端渐尖,平行脉纹。茎上部呈叉状分枝,枝端生花,花柄基部有膜质苞片;花被 6 片，2 轮,倒卵形,上

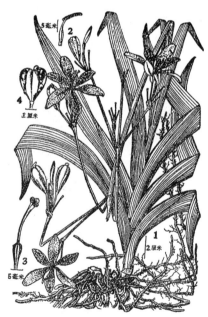

图 41　射干
1.植物全形;2.雄蕊;3.雌蕊;4.果实,
示室背开裂(自《药用植物志》)

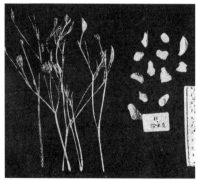

图 42　射干生药(果枝与根茎切片)

面桔黄色,散有桔红色斑点;雄蕊 3 个;雌蕊 1 个,柱头 3 裂。蒴果三角状倒卵形,成熟时室背开裂。种子圆形,黑色,有光泽。(图 41)

野生或栽培,不择土宜,并能耐强日照。7 月开花,8 月果熟。

药用部分:根茎、花和种子。根茎呈匍匐状,鲜时黄色,呈结节状;根多数,圆柱形,细长,也带黄色。(图 42)

民间效用:根茎、花和种子泡酒服,驱寒凉,治筋骨痛。根名"冷水丹",煎水服,治腹痛,用量五钱,并加生姜(不去皮)一钱作引子。

白　芨

Bletilla striata (Thunb.) Reichb. f.

(Limodorum striatum Thunb.)

(兰科 Orchidaceae)

草药名:白芨(144 号)

多年生草本,地下有块茎和须根。叶 3—5 枚,长披针形至长方披针形,全缘,下部抱茎;总状花序生在茎的顶端,有花 4—12 朵,玫瑰紫色或黄白色;苞长方披针形,萼片长方形舌状,花瓣长方形镰钩状。蒴果圆筒形,具纵脊 6 条。(图 43)

多野生在山坡阴湿处,现各地都有栽培,供观赏用。4—6 月开花,7—9 月果熟。

药用部分:块茎。块茎圆形或卵圆形以至长形,也有分歧如掌状的,质坚且重,表面灰棕色或类黄白色,先端有萎缩的小芽或已凋落呈凹陷的茎痕,折断面色泽与表面同,味淡,有粘液。(图 44)

民间效用:白芨治初期肺结核症。(用法:取块茎 2 两,冬瓜子 2 两,冰糖 1 两,加胃宝水 4 两共蒸 7 次后;再加立夏时的蚕豆壳 5 斤,和增添一些胃宝水,再用铜锅蒸 1 次,取蒸出液内服)。

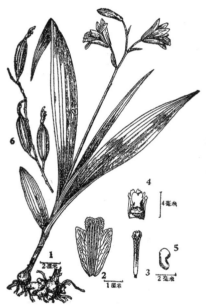 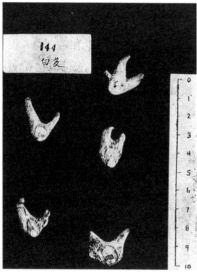

图 43　白芨

1. 植物全形;2. 花的舌瓣;3. 中柱;
4. 中柱顶端的雄蕊状及雌蕊背面;
5. 花粉块;6. 蒴果(自《药用植物志》)

图 44　白芨生药(块茎)

蕺 菜

Houttuynia cordata Thunb.

（三白草科 Saururaceae）

草药名:鱼腥草(17，69，81 号)

多年生草本,高约40厘米;茎上部直立,下部呈匍匐状。叶互生,具柄及托叶;叶片心形,先端渐尖,全缘,背面带赤色。穗状花序出自茎的先端,总梗细长,上端有白色总苞4片,倒卵形,再上小花密生成圆筒形,花为无被花,仅有一披针形

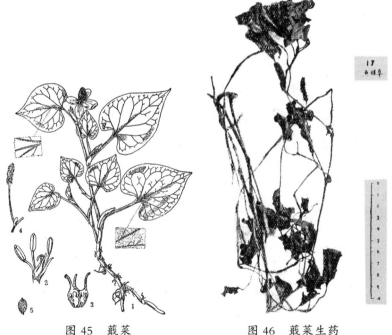

图 45 蕺菜
1.植物全形;2.花;3.果实;4.花序;
5.种子(自《药用植物志》)

图 46 蕺菜生药

苞片;雄蕊 3 个;雌蕊卵形,柱头 3 个,向外反曲。蒴果成熟时顶部开裂。(图 45)

喜生长在阴湿的地方。5—8 月开花。

药用部分:根苗。(图 46)

民间效用:掘取根苗约半斤(每次用量),折断后放入水中煮沸,再倒入便桶内,人坐在上面,可蒸治内外痔疮。

三白草

Saururus chinensis (Lour.) Baill.

(Spathium chinense Lour.)

(三白草科 Saururaceae)

草药名:白节藕(8 号)

多年生草本,茎直立,高约 50 厘米。叶互生,有柄;叶片披针状卵形,全缘,基部心状而带耳形,基出 5 脉。总状花序出枝端,花序下有 2 或 3 白色叶片;花两性,无花被,雄蕊 6 个,花丝与花药几等长;雌蕊 1 个,子房圆形,柱头 4 个,向外反曲。蒴果成熟时顶端开裂。(图 47)

常见生在低湿地或水边,地下茎极易繁殖。5—8 月开花。

药用部分:花枝。(图 48)

民间效用:把花枝煎水服,治火淋、亏淋,利小便。每次用量 3 钱。

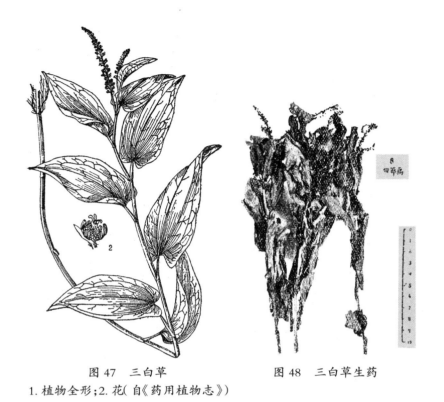

图 47　三白草　　　　　图 48　三白草生药
1. 植物全形;2. 花(自《药用植物志》)

麻　栎

Quercus acutissima Carr.

（Q. serrata S. et Z.）

（壳斗科 Fagaceae）

草药名:橡栎(149 号)

落叶乔木,高达 15 米。叶为长椭圆形,先端突尖,缘边为锐锯齿,基部略为心脏形或钝形,表面浓绿色,背面淡绿色。叶在冬季往往枯而不落。雄花序出于新枝叶腋,穗状,下垂;

雌花生于旧枝的叶腋,每梗1—3花。壳斗皿状,外面的苞鳞线形而稍反卷。(图49)

多野生于海拔高3000尺以下的山地,生长力速,萌芽力强。5月开花,次年10月果熟。

药用部分:坚果。坚果球形或卵状球形,栗褐色,光亮,基部有与壳斗着生的圆痕,顶端短尖。(图50)

民间效用:用果实四个与生姜、红糖煎水服,可治小儿红、白痢疾。

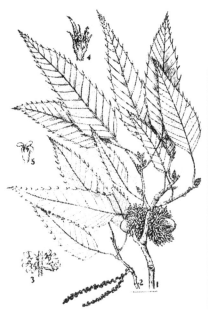

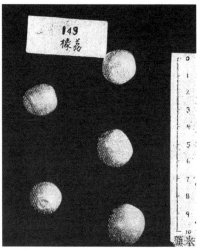

图49　麻栎
1. 果枝;2. 雄花序的枝;3. 雄花的侧面;4. 雌花序;5. 雌花(自《苏南植物手册》)

图50　麻栎生药(果实)

桑

Morus alba L.

（桑科 Moraceae）

草药名:桑白皮(120 号)

落叶乔木,树皮灰色,新枝绿色,具少数黄白色细长皮孔。叶互生,宽卵形,先端尖或长,边缘具锯齿,基部圆或心形,有叶柄。花单性,雌雄异株,各成穗状花序;雄花绿色,具花被 4 片和雄蕊 4 个;雌花绿色,花被 4 片,紧孢子房,柱头 2裂。各花密集成圆筒形的复果,紫黑色或白色,成熟时花被变

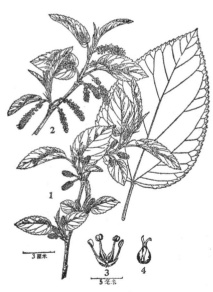

图 51 桑
1. 雌花枝;2. 雄花枝;3. 雄花;4. 雌花
（自《药用植物志》）

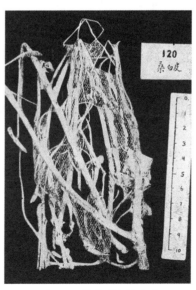

图 52 桑生药(根皮)

为肉质而多汁,中藏瘦果。(图 51)

除山区有野生者外,因育蚕用,普遍栽植。4 月开花,5
月实熟。

药用部分:根和叶。(图 52)

民间效用:根治筋骨痛,也有用它治高血压的;叶可清肺
热;煎水服。

苎　麻

Boehmeria nivea Gaud.

（荨麻科 Urticaceae）

草药名:苎麻(152 号)

多年生草本,高达 2 米;茎直立,分枝,有粗毛。叶互生,
宽卵圆形至卵圆形,顶端渐尖,边缘有粗锯齿,基部圆形或楔
形,上面粗糙,下面密生白绵毛。雄穗状花序生在茎下部叶腋
间,雄花黄白色;雌穗状花序生在茎的上部,雌花淡绿色,成
小球形花簇。(图 53)

野生在荒地或山坡,也有栽培的。5—6 月间开花,9—
10 月间果实成熟。

药用部分:根。根多成不整的圆柱状,外表棕红色,具大
小不等的突起;顶端有茎的残基;折断面带粉红色。(图 54)

民间效用:根煎水服,治筋骨麻木,并有补血的效能。

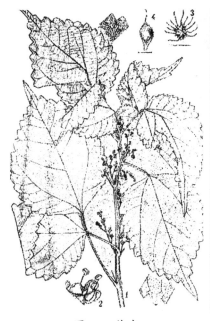

图 53　苎麻
1.花枝;2.花;3.果实;4.种子(自《苏南植物手册》)

图 54　苎麻生药(根的横切片)

马兜铃

Aristolochia debilis S. et Z.

(马兜铃科 Aristolochiaceae)

草药名:马兜铃(果实名),青木香(根名),长痧藤、天星藤(蔓茎名)(22 号)

多年生蔓草,光滑无毛。叶互生,有叶柄;叶片为三角状心形,全缘,先端钝形而具短尖,基部两耳圆形。花腋生,单一,有细花梗;花被上部暗紫色,下部带绿色,生在子房上端,基部膨大(内有花柱与雄蕊);花被中部呈管状,内面有倒生的毛;雄蕊 6 个,药贴生在花柱轴周围;子房 6 室,花柱 6 裂。蒴果椭圆形至球形,熟时室间开裂。种子多数,形扁,膜质。(图 55)

野生在山坡丛林下,或田岸边杂草间,常缠绕他物生长。7—8 月间开花,10 月果熟。

药用部分:根、茎、果实和种子。根呈不整齐的圆柱形,外面黄褐色,有隆起的纵皱纹和横裂的皮孔;破折面黄白色纤维状,有特异芳香,味稍苦辛。(图 56)

民间效用:根煎水服,可治腹痛、胃气痛、发痧及寒冷等症;用五个果实煎水服,也可治胃气痛;茎与根同效,并可祛风拔毒。

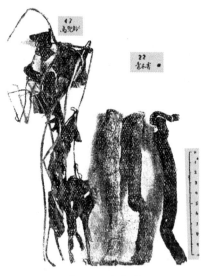

图 55　马兜铃
1. 花枝;2. 根的一部;3. 果实;4. 种子;5. 花的纵切面观;6. 雌蕊,示子房,花柱体及其外侧的花药

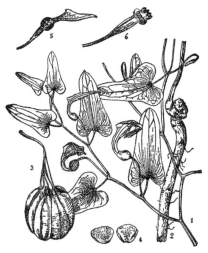

图 56　马兜铃生药(茎叶及根)

绵毛马兜铃

Aristolochia mollissima Hance

（马兜铃科 Aristolochiaceae）

草药名:清骨风(根名),猫耳朵(叶名)(33 号)

多年生草本,全株密被白色绵毛;茎呈攀援状。叶互生,具叶柄,叶片卵圆形,先端全缘,基部心脏形,长宽几相等,背面密被白绵毛。花单生于叶腋,花下部具有叶状苞片,花被弯

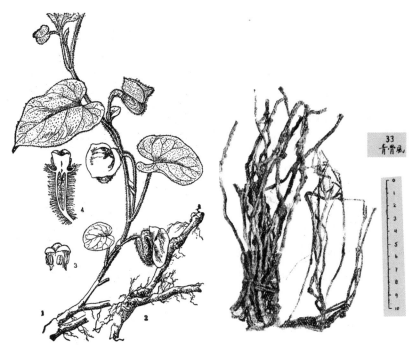

图 57　绵毛马兜铃

1. 花枝;2. 根;3. 花柱,示侧生的花药;4. 雌蕊的纵切面,示胚珠

图 58　绵毛马兜铃生药

曲呈烟斗形,内侧黄色,中央紫色,花药 6 枚,子房 6 室,花柱 6 裂。果实为蒴果,成熟时室间开裂。种子扁平状。(图 57)

野生在山坡草丛间或田岸旁。5 月开花。

药用部分:全草及根。(图 58)

民间效用:用根或全草浸酒服,治筋骨痛及肚痛。

萹 蓄

Polygonum aviculare L.

(蓼科 Polygonaceae)

草药名:大蓄片(6 号)

一年生草本,茎绿色,平卧或斜升,多分枝,幼枝有棱。叶互生,椭圆形至线形,先端钝或尖,全缘,基部楔形,叶鞘披针形,白色膜状,先端多裂。花小,数朵簇生于叶腋,但不同时开放,花梗细短,顶端有关节;花被白绿色,5 深裂;雄蕊 8 个,雌蕊 1 个。瘦果为三角状卵形,黑色,表面有细纹和小点,仅先端露出在宿存的花被外面。(图 59)

野生荒地或路旁。5—9 月陆续开花。

药用部分:枝叶。(图 60)

民间效用:药农采取"大蓄片"的枝叶,煎水服,有通小便的效能。

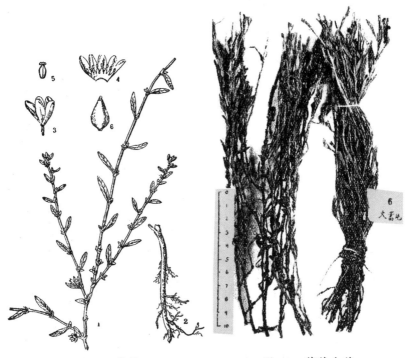

图 59　萹蓄
1. 花枝；2. 根；3. 花；4. 花被剖开后，
示雄蕊；5. 雌蕊；6. 果实

图 60　萹蓄生药

虎　杖

Polygonum cuspidatum S. et Z.

（蓼科 Polygonaceae）

草药名：大活血、血藤、板根、紫金龙(30，63 号)

多年生灌木状草本,无毛;茎上具紫红色斑纹及小点。

单叶有柄,叶片卵形至圆形,顶端急尖,全缘,基部楔形;叶鞘短,有时脱落。圆锥状花序腋生,花小,绿白色,有柄;花被有阔翅,雄蕊8个。瘦果三棱状,暗褐色,具宿存的翅状花被。(图61)

野生于山坡或路旁草丛中。6—7月间开花,9—10月间果实成熟。

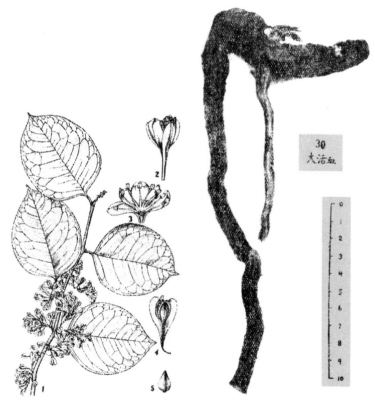

图 61　虎杖
1.花枝;2.花的侧面观;3.花被剖
开后,示雄蕊;4.果实;5.种子(自
《苏南植物手册》)

图 62　虎杖生药(根)

药用部分:根。根为圆柱状,分歧不齐而且弯曲,外面呈暗棕色,有多数的纵皱及斑点。破折面呈淡黄色,纤维状,有孔,味微苦。(图 62)

民间效用:根配方服,治伸筋活血,跌打损伤。(附方:小活血、红花、当归、桂枝、木瓜、广桂、五加皮、青木香、冷水丹,各三钱,用好高粱酒泡服)

何首乌

Polygonum multiflorum Thunb.

(蓼科 Polygonaceae)

草药名:首乌、夜交藤(茎),棋藤(67 号)

多年生草本,茎缠绕他物而上升,幼枝绿色。叶互生,有柄;叶片卵形,先端渐尖,全缘,基部心形;叶鞘干膜状而抱茎,褐色,先端多破裂。圆锥花序顶生或腋生,分枝极多,密生白色小花;花被 5 裂,外面 3 裂片背面有翅,翅下延至花梗的节处,结实后增大;雄蕊 8 个,花柱 3 个。瘦果卵形,具 3 棱,黑色而光亮,包被在宿存的花被内。(图 63)

野生在山坡石隙间或墙旁树畔。10 月开花,11 月实熟。

药用部分:根和茎。根呈块状,大小以生长年数而不同,干后质坚硬,表面黑褐色,皱缩凹凸不平,断面呈棕褐色粉粒状。(图 64)

民间效用:何首乌的块根,通常用作滋养强壮药。药农把它的茎,叫做"夜交藤",煎水服,可以安神;把它的根叫做

"生地"，经三蒸三晒后，叫做"熟地"，研碎干服，有清补活血的功效。

〔附注〕郊区药农把萝藦科的飞来鹤叫做"何首乌"，而把这种叫做"首乌"。有把根扦插作人形，在市上出售的。

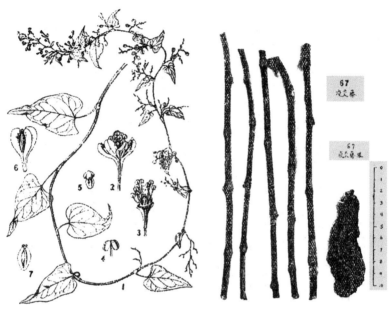

图63　何首乌
1.花枝;2.花;3.雄蕊和雌蕊(去花被);4.花药;5.雌蕊;6.果实;7.种子
(自《苏南植物手册》)

图64　何首乌生药(茎和根)

牛 膝

Achyranthus bidentata Blume

（苋科 Amarantaceae）

草药名:土牛膝(34号)

多年生灌木状草本;茎直立,具棱角,有膨大的茎节。叶对生,有长柄,叶片椭圆形或披针形,全缘,两面疏生细刚毛。穗状花序,腋生兼顶生,顶生者有时3穗同出,花下垂贴

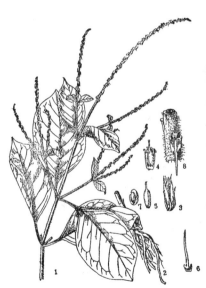

图 65　牛膝
1.花枝;2.根;3.花及侧生苞及小苞;
4.去花被的花,示雄蕊及雌蕊;5.雌
蕊;6.小苞;7.胚珠;8.花梗,示下折
的花苞

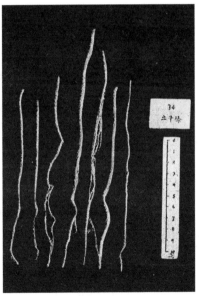

图 66　牛膝生药(根)

近花梗,成细筒状,苞膜质,宽卵形,上部突尖成刺,小苞2,生花的二侧,坚刺状,略向外曲;花被5,直立,披针形,有光泽,边缘膜质;雄蕊5个,花丝细长;子房圆筒形,柱头细圆。囊果长方形。(图65)

自生田野或路旁,为南京附近常见的一种药用植物。9—10月开花, 10—11月果熟。

药用部分:全草。(图66)

民间效用:全草泡酒服,治筋骨痛。

鸡冠花

Celosia argentea L. var. cristata Kuntze

(Celosia cristata L.)

(苋科 Amarantaceae)

草药名:鸡冠花(137号)

一年生草本,高约90厘米。单叶互生,长椭圆形,顶端渐尖,全缘,基部狭,无毛,有长叶柄。花序多变异,有成鸡冠状的,有成羽毛状的,也有成柔软穗状花序或圆锥花序的;颜色有黄、红、淡红或紫色的,萼片膜质;雄蕊5个,花丝基部联合成杯状;子房1室。囊果横裂。(图67)

通常栽植在庭园里,供观赏用。7—8月开花, 9—10月间果熟。

药用部分:花序。(图68)

民间效用:鸡冠花可治血崩;用陈棕一把、地榆、莲蓬壳、

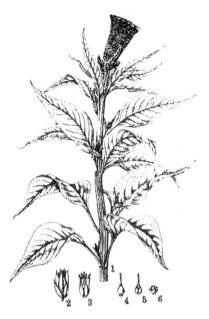

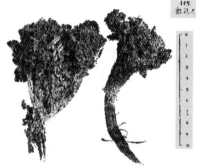

图 67　鸡冠花
1. 花枝；2. 有苞的花；3. 雄蕊和雌蕊；
4. 雌蕊；5. 雌蕊纵剖面；6. 裂开的果
实（自《中国北部植物图志》）

图 68　鸡冠花生药

松枝各一钱与鸡冠花混合煎水服。

商　陆

Phytolacca esculenta van Houtte

（商陆科 Phytolaccaceae）

草药名：白母鸡、长不老（94 号）

多年生草本，高约 1 米，多分枝，圆形或稍具棱角。叶
互生，有柄，叶片卵状椭圆形或椭圆形，全缘，顶端尖，基部楔

形,质柔嫩。总状花序顶生或侧生,具总柄,全体光滑无毛;花2性,着生于大苞片腋间,具梗,梗上有小苞片2枚;花被5片,初白色,渐呈淡粉红色;雄蕊8—10枚,花粉囊淡粉红色;雌蕊8—10个,上位,离生,花柱向内曲折,柱头不显著。果熟为浆果,熟时呈深红紫色或黑色。种子具3棱。(图69)

南京紫金山后山坡林中有野生的,也常见有栽培的。8—10月开花,11月果熟。

药用部分:根和苗。根大小不一,一般呈圆锥形,外皮呈淡黄色,具有不齐的纵皱纹,并有凸起成圈的横裂纹。内部肉质多水,呈淡粉红色,味酸辛。(图70)

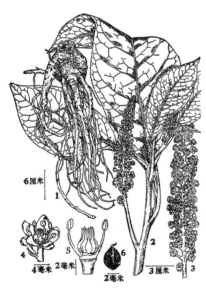

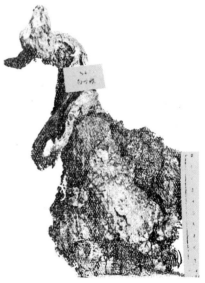

图69　商陆
1. 根;2. 花枝;3. 果序;4. 花的放大;
5. 去花被后,示雄雌蕊;6. 种子放大
(自《药用植物志》)

图70　商陆生药(根)

民间效用:根和苗煎水服,治疯病。

〔附注〕商陆据一般记载:根内服作为利尿药,可治水肿(浮肿);外用可治无名中毒。但因本品有剧毒,不可随便误用。

马齿苋

Portulaca oleracea L.

（马齿苋科 Portulacaceae）

草药名:蛇草(86 号)

一年生草本,肉质,光滑无毛;茎下部匍匐。叶互生,长方形或匙形,顶端圆或微凹,全缘,基部宽楔形,近于无柄。花簇生顶端,总苞叶状, 4—5 片,膜质;花萼 2 片;花瓣 5 片,淡黄色,长方形,顶端倒心形;雄蕊 10—12 个;雌蕊 1 个,柱头 5 裂成线形。蒴果横裂;种子多数,细小,扁圆,表面黑色,密具细点。(图 71)

生圃地,荒地或路旁。夏季开花。

药用部分:根。根带肉质,多分歧,支根须状,干后为灰褐色,表面有皱纹。(图 72)

民间效用:主治蛇咬。将根加雄黄与高粱酒,捣烂调和,敷于患处。

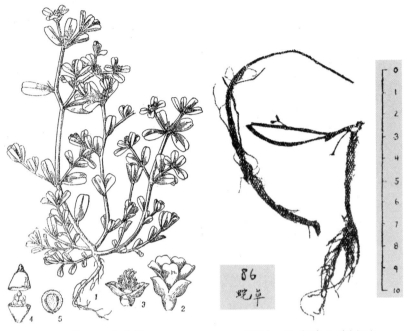

图 71　马齿苋
1. 植物全形;2. 花;3. 去花瓣的花,示
雄蕊及柱头;4. 蒴果;5. 种子(自《药
用植物志》)

图 72　马齿苋生药(根)

瞿　麦

Dianthus superbus L.

（石竹科 Caryophyllaceae）

草药名:瞿麦、红花瞿麦(14、41 号)

多年生草本,茎丛生,直立,稍隆起,上部分枝。叶对生,
叶片线形至线状披针形,先端渐尖,基部成短鞘围抱节上。花
单生,或数朵集成疏圆锥状花序;萼圆筒形,细长,先端 5 裂,

裂片披针形,萼下有苞4—6片,广卵形;花瓣粉红色,先端条裂成线条,裂片基部内面有一圈紫红色的须状毛;雄蕊10枚,花柱2枚。蒴果长筒形,与宿存的萼相等。种子扁平,黑色而滑泽。(图73)

南京近郊普遍生长,多生在山坡,路旁,或林下,庭园中也有栽培作观赏用。8—9月间开花,10月种子成熟。

药用部分:全草。(图74)

民间效用:用全草二两与红糖一两,生姜(不去皮)一两,共煎水服,可治淋病和阴寒症。

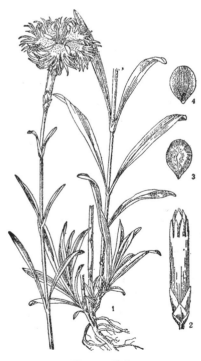

图73 瞿麦
1.全植物;2.花;3-4.种子

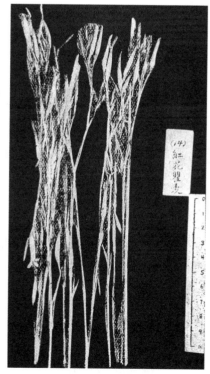

图74 瞿麦生药

乌 头

Aconitum chinense Paxt.

（毛茛科 Ranunculaceae）

草药名:草乌(108 号)

多年生直立草本。单叶互生,叶片掌状 3 深裂,每裂片又 2—3 深裂,下部的叶有柄,上部的叶近于无柄,质稍厚,表面具光泽。总状花序,顶生或腋生,花柄中部有 2 苞片;花萼呈花冠状, 5 片,碧紫色,后方的 1 片花萼为风兜状;花冠不显著,通常存在的有 2 片,具爪,先端常呈风兜状;雄蕊多数;

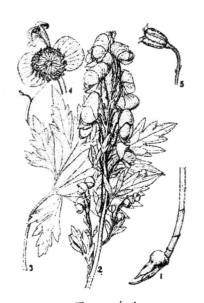

图 75　乌头
1.根;2.花枝;3.叶;4.花;5.果实(自
《苏南植物手册》)

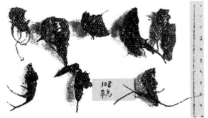

图 76　乌头生药(根)

雌蕊 3—5 个,成熟后为菁葖果。种子多数,种皮海绵状。(图 75)

野生在山坡或路旁草丛中。9—10 月间开花,11 月果熟。

药用部分:根。根呈圆锥状,下端狭尖,旁生一至多个瘤状的小块根,大小不一;外表茶褐色,有纵皱;质坚硬充实,不易折断;横断面类白色或带淡黄色,无嗅,味带辛辣。(图 76)

民间效用:麻醉药,根打烂外敷,治牙痛。

〔附注〕南京附近常见的仅此一种,因根中含有剧毒物质乌头碱,若不小心内服,易引起中毒死亡的危险,所以在应用这药时非得医生的指导不可乱用。

威灵仙

Clematis chinensis Osbeck.

（毛茛科 Ranunculaceae）

草药名:威灵仙、鲜须苗(60、68 号)

多年生木质藤本。叶为 1 回羽状复叶,小叶 5 片,卵形或椭圆形,先端尖,全缘,基部圆形,叶干后变黑。圆锥状聚伞花序腋生,花白色;花被 4 片,外面有密毛;雄蕊多数,花丝光滑无毛;雌蕊 4—6 个,子房和花柱密生白色。瘦果扁卵形,有短毛;花柱细长,有羽状白色丝状毛。(图 77)

遍生在山野丛林中或路旁。6—7 月间开花。

药用部分:根。(图 78)

民间效用:取鲜根四两,用酒一斤泡服,可治胃痛;又取

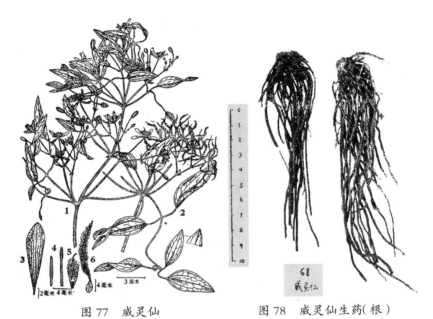

图 77 威灵仙
1. 花枝; 2. 果枝; 3. 花被下面; 4. 雄蕊;
5. 雌蕊; 6. 瘦果(自《药用植物志》)

图 78 威灵仙生药(根)

鲜根, 和以白糖, 打烂敷脑门处一昼夜, 见皮肤生泡时即除去, 可治牙仁肿胀。

黄药子

Clematis paniculata Thunb.

（毛茛科 Ranunculaceae）

草药名: 铁脚威灵仙(95 号)

蔓生灌木, 茎高 2 米, 有条纹。叶对生, 通常 5 出羽状复叶, 小叶柄多卷曲, 小叶老时带革质, 卵形, 全缘, 先端有一短尖头。圆锥状花序腋生和顶生; 花被 4 片, 白色, 倒卵形, 背面沿边密生绒毛,内面无毛;雄蕊多数,雌蕊少数。瘦果扁卵形,桔黄色,两端狭尖,边缘稍突起,表面密被细白毛,顶端宿存花柱上也密生丝状长白毛。(图79)

野生于山林间或田岸旁。10月果实成熟。

药用部分:藤及根。根多数,细柱形而长,略弯曲,表面黑褐色,干后有纵皱纹,横切面中央黄白色,多孔。(图80)

民间效用:这植物的根及藤,泡酒或煎水服,治筋骨痛。

〔附注〕这种在江苏句容宝华山,药农叫做"威灵仙",除用它的根泡酒服、治筋骨痛外,还用它的叶与醋打烂,敷治火牙痛。

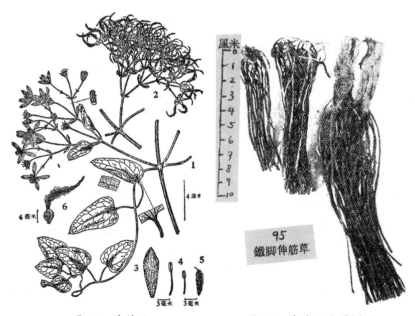

图79 黄药子
1.花枝;2.果枝;3.花被的背面;4.雄蕊;5.雌蕊;6.瘦果(自《药用植物志》)

图80 黄药子生药(根)

禺毛茛

Ranunculus cantoniensis DC.

（毛茛科 Ranunculaceae）

草药名：千里光(35 号)

一年生或多年生草本,全体被有长白毛。叶互生,基出叶有长柄,通常 2 回 3 裂, 1 回裂片宽楔形, 2 回裂片长方形至倒披针形,上端具不规则齿裂;茎生叶与基出叶相似,但叶柄较短。花黄色,花萼 3—5 片,外面被有长毛;花冠 5 片,长椭

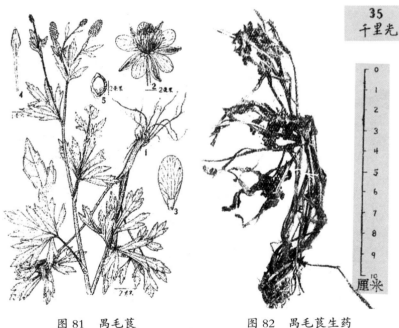

图 81 禺毛茛
1.植物全形;2.花;3.花瓣;4.花药;
5.果实(自《苏南植物手册》)

图 82 禺毛茛生药

圆形;雄蕊多数;心皮多数,集成长圆形。瘦果倒卵形,嘴短,先端稍弯曲。(图81)

喜生在阴湿的地方,常见于水边、路旁和沙滩上。5—6月间开花。

药用部分:全植物。(图82)

民间效用:全草治黄病。取草打烂后,敷手腕脉上,待起泡时刺破,除去黄水。

木 通

Akebia quinata（**Thunb.**）**Decne.**

（Rajania quinata Thunb.）

（木通科 Lardizabalaceae）

草药名:八月炸、八月瓜(90号)

蔓生灌木,枝灰色,有条纹,皮孔突起。叶通常为5小叶的掌状复叶,簇生短枝端,叶柄细长,小叶柄细,两端都有关节,小叶椭圆形,全缘,先端圆而微凹,并具一细短尖。花单性,雌雄同株,呈总状花序,下部着生雌花1或2朵,上部着生较密而小的雄花;花紫色,花被3片,雌花有6个雌蕊,雄花有6个雄蕊。(图83)

山林间颇多野生,常以茎旋绕在其他树木上。4月开花,8月果熟。

药用部分:果实。果实肉质,浆果状,长椭圆形,或略呈肾形,两端圆,长至8厘米,宽至3厘米,表面光滑,成熟时紫色,柔软,由内缝线开裂,内有多数种子,长卵形而扁,黑色。
(图84)

民间效用:果实可治腰痛,泡酒或煎水服,每次用果实
7—8个。

〔附注〕果实味甜,民间食用;种子可以榨油;嫩叶也可食
用;蔓茎可以编物。

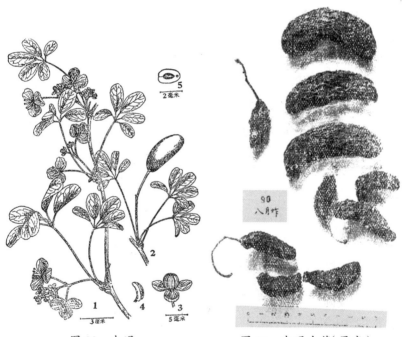

图83　木通
1.花枝;2.果枝;3.雄花;4.雄蕊;5.子
房的横切面(自《药用植物志》)

图84　木通生药(果实)

木防己

Cocculus trilobus DC.

（防己科 Menispermaceae）

草药名:鸡血藤(91 号甲)

落叶缠绕藤本,枝有条纹,有毛。叶互生,叶片膜质或皮
纸质,卵形或广卵形,全缘,先端锐或钝,有时几 3 裂,具较长
的柄。聚伞花序单生在叶腋间,雌雄异株,花为黄白色,萼片
无毛,外轮 3 片较短,花瓣 6 片,顶端 2 裂,雌花有 6 个退化雄

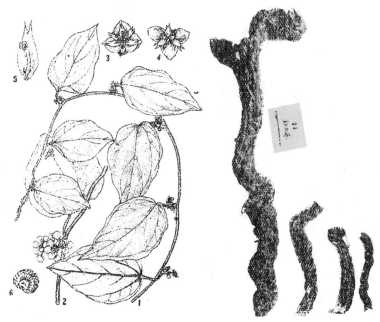

图 85　木防己
1. 雄花枝;2. 果枝;3. 雄花;4. 雄花
的北面观;5. 被片及雄蕊;6. 种子

图 86　木防己生药(根)

蕊;心皮 6 个。核果近球形,蓝黑色,外有白粉。(图 85)

野生在山坡或河边,常缠绕于树木或竹子上。8—9 月间开花, 10 月果实成熟。

药用部分:根。根呈粗圆柱状或圆筒状,弯曲,外面暗灰色,具有深的纵皱纹,并有突起,横断面淡黄白色,略有芳香,味苦。(图 86)

民间效用:把木防己的根煎水服,治半身不遂及嘴弯曲(在服药后,再用桃树枝把嘴拉正)。

鲜三七

Sedum Aizoon L.

(景天科 Crassulaceae)

草药名:生三七、八仙草、广三七(74、78 号)

多年生草本,肉质,光滑无毛;茎常簇生,圆柱形,直立,下部带赤褐色。叶互生,倒卵状披针形,先端尖或钝,边缘具浅锯齿,基部渐狭成短柄状。伞房状聚伞花序着生在茎端,花多数;花萼 5 片,绿色,披针状线形;花瓣 5 片,黄色,披针形;雄蕊 10 个;雌蕊 5 个。果实为蓇葖。(图 87)

生于山坡或岩石上,性较耐旱。7—8 月间开花。

药用部分:根。根为肉质,呈块状,支根圆柱形或略带圆锥形,不易干燥,干后质较疏松,暗褐色,表面不平坦,呈剥裂状。(图 88)

民间效用:根煎水服,可治吐血,以肺出血尤效。

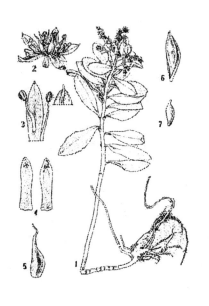 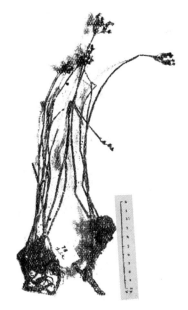

图 87　鲜三七

图 88　鲜三七生药

1. 植株；2. 花；3. 花瓣和雄蕊着生
位置；4. 萼片；5. 心皮；6. 果实；7. 种
子（自《苏南植物手册》）

流苏瓦松

Sedum fimbriatum（Turcz.）Fr.

（景天科 Crassulaceae）

草药名：瓦花（73 号）

多年生肉质草本，高约 15 厘米；茎单一，不分枝。叶密
生茎上，披针形而肥厚，先端尖，近基部较狭，绿色或带紫色，
表面有白粉。总状花序顶生，密生白色或带淡红色，花梗短；
花萼 5 片，卵形尖头；花瓣 5 片，披针形而长；雄蕊 10 个，5

个稍短;雌蕊 5 个,先端细尖而微弯。(图 89)

野生在岩石上或古老房屋的瓦上。10—11 月间开花。

药用部分:全株植物。(图 90)

民间效用:瓦松用作凉药,水煎或水浸液洗治痔疮或外症疮口。

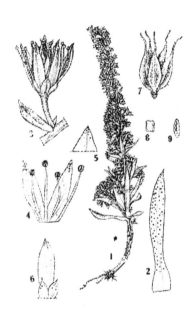

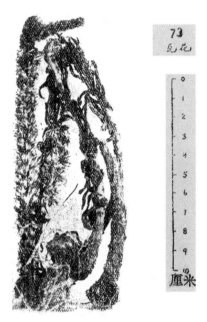

图 89　流苏瓦松

1.植株;2.茎下部的叶;3.花;4.剖开的花,示雄蕊着生位置;5.萼的先端,示油腺;6.花萼与花瓣着生位置;7.雌花;8.鳞片;9.种子(自《苏南植物手册》)

图 90　流苏瓦松生药

龙牙草

Agrimonia pilosa Ledeb.

（蔷薇科 Rosaceae）

草药名：仙鹤草(16号)

多年生草本,全体遍被白色长毛。奇数羽状复叶,有叶状托叶,边缘具深裂齿;小叶大小不等,先端尖,边缘也具锯齿,基部楔形或圆形。总状花序顶生,花黄色;萼管状,具钩刺,上部5裂;花瓣5片,倒卵形;雄蕊10个;雌蕊半下位,花柱2裂,子房2室。果实具钩刺。(图91)

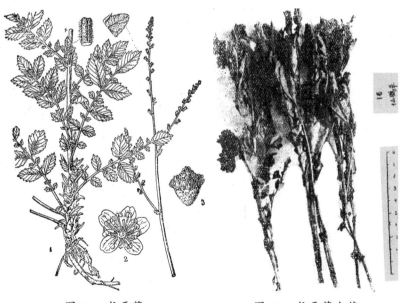

图91　龙牙草
1. 全植物;2. 花;3. 果实外形

图92　龙牙草生药

野生在山坡、田间或路旁,民间也有种植的。8—9月间开花,10月果实成熟。

药用部分:全草。(图92)

民间效用:通常用仙鹤草的茎、叶、花三两(每次),煎水服,可治吐血症。

野山楂

Crataegus cuneata S. et Z.

(蔷薇科 Rosaceae)

草药名:山楂(113号)

落叶灌木,多分枝,枝条有刺。单叶互生,有短柄;叶片宽倒卵形至倒卵状长椭圆形,基部渐狭,边缘有缺刻及不整齐锯齿,顶端常为深3裂,有时5裂;表面平滑无毛,背面有疏毛;托叶近于卵形,有牙齿。花出自幼枝顶端,数朵簇生为伞房花序;花萼5片,卵状披针形;花瓣5片,倒宽卵形;雄蕊通常10个,子房下位,花托膨大。果实为核果。(图93)

山野间常见的灌木。5—6月间开花,10月果熟。

药用部分:果实。果实球形或梨状,成熟时为红色,具有宿存而向外曲的萼,和一愈合的苞,内有5小核,味酸甜,也可以食用。(图94)

民间效用:把果实煎水服,治小孩消化不良,肚子肿胀等症。

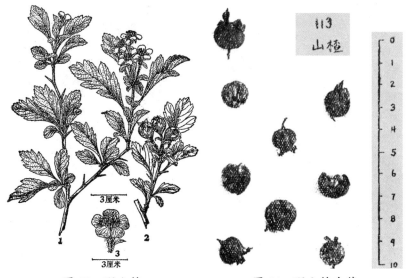

图 93 野山楂
1. 花枝;2. 果枝;3. 花(自《药用植物志》)

图 94 野山楂生药

枇 杷

Eriobotrya japonica Lindl.

(蔷薇科 Rosaceae)

草药名:枇杷叶(142 号)

常绿小灌木,分枝很密,呈头状树冠,嫩梢密被细毛。单叶互生,托叶 2 枚,凿状;叶片倒卵形至长椭圆形。花序顶生,阔圆锥状;花白色,芳香;苞片具褐色绒毛;花萼壶形,黄绿色,五浅裂;花瓣 5 片,具爪;雄蕊 20 个;子房下位,柱头 5 个,基部愈合。果实卵形,成熟时为橙黄色或橙红色;种子棕褐色,有光泽。(图 95)

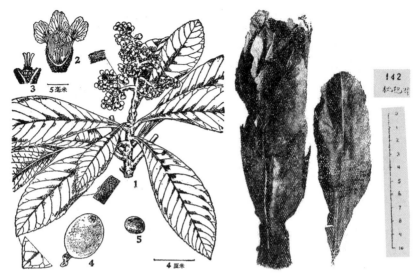

图 95　枇杷

图 96　枇杷生药（叶）

1. 花枝；2. 花的纵切面，示花瓣，雄蕊，及花柱；3. 子房的纵面，示胚珠；4. 果实；5. 种子（自《药用植物志》）

　　南京附近都是栽培的。花期 9—10 月，果熟期至次年 4—6 月。

　　药用部分：叶。叶片革质而脆，上面的毛易脱落，故常平滑，下面密被锈褐色绒毛。叶柄极短，亦被有毛。脉序羽状，中肋在下面突起，侧脉 11—21 对。（图 96）

　　民间效用：把刷掉毛的枇杷叶煎水服，可化痰止咳。

委陵菜

Potentilla chinensis Ser.

（蔷薇科 Rosaceae）

草药名:龙牙草(121 号)

多年生草本,茎直立,上部分枝,密被灰白色绵毛。叶为奇数羽状复叶,每小叶为狭长椭圆形,又作羽状深裂,边缘向下反卷,下面密被白绵毛。花多数,排列成伞房状聚伞花序;

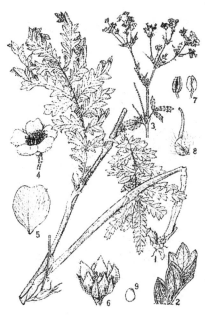

图 97　委陵菜
1. 植株;2. 小叶的一部,示背面绵毛;
3. 花枝;4. 花;5. 花瓣;6. 花萼;7. 雄蕊;8. 雌蕊;9. 果实

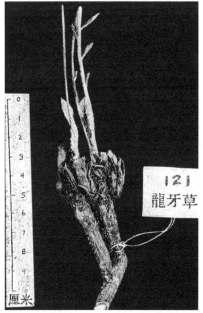

图 98　委陵菜生药(根)

67

萼片及副萼片各 5 枚,互生;花瓣 5 枚,黄色;雄蕊多数,位于雌蕊四周;雌蕊多数,聚生在具白毛的花托上。瘦果细小,卵圆形,褐色,被宿存的花萼所包围。(图 97)

自生在丘陵、荒地或路旁。7—8 月间开花,10 月果实成熟。

药用部分:根和苗。根肥大,呈圆锥状,并具支根,木质化,外面黑褐色,横切面为棕白色。(图 98)

民间效用:根苗煎水服,可治痢疾,用生姜五片做引子,同煎。

地 榆

Sanguisorba officinalis L.

（蔷薇科 Rosaceae）

草药名:地榆(29 号)

多年生草本,茎直立。叶互生,近于无柄,奇数羽状复叶,基部有环状的托叶 1 枚,小叶长椭圆形,边缘具有尖圆锯齿。花多数,密集成圆柱形穗状花序;花萼呈花冠状, 4 深裂,紫红色;雄蕊 4 个,外伸;子房卵形。瘦果呈卵状四角形;种子细小,表面棕色,有网纹。(图 99)

野生在山坡及田野路旁。8—10 月开花。

药用部分:根。宿根圆柱状,肥厚,老时木质化,鲜时表面带紫色,干后变为暗褐色,表面粗糙,有不规则的纵浅沟,并散有横纹,外皮局部剥裂;横切面皮部带黄褐色,质较中央部松软。(图 100)

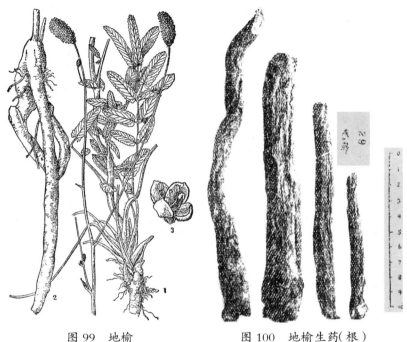

图 99　地榆

1.植株的一部及花枝;2.根;3.花

图 100　地榆生药(根)

民间效用:用根半斤,外加红糖二两,水煎服下,可治便血。

锦鸡儿

Caragana chamlagu Lam.

（豆科 Leguminosae）

草药名:黄蓍(129 号)

小灌木,高约 1 米;茎暗绿色,分歧多数的短枝,有刺。

叶是偶数羽状复叶,有 4 小叶所成,小叶倒卵形,近顶端有少

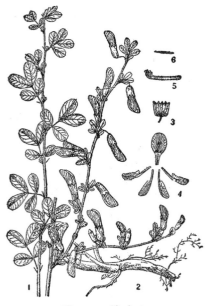

图 101　锦鸡儿　　　　　图 102　锦鸡儿生药(根)
1.花枝;2.根;3.萼片;4.花瓣;5.雄
蕊;6.雌蕊

数锯齿,基部楔形,有光泽。花单一,或2—3朵腋生,鲜黄色;
萼钟状,翼瓣披针形,耳部小,龙骨瓣比翼瓣短。荚果圆柱
形。(图 101)

山坡、田野、路旁,野生。5—6月间开花。

药用部分:根。根呈圆柱形,未去皮时褐色,有纵皱纹,
并有稀疏不规则的凸出横裂纹。去皮的多为淡黄色,间有横
裂纹痕迹存在,折断面白色。(图 102)

民间效用:根和党参煎水服,治妇女经血不调;和红糖煎
水服,可治妇女白带。南京近郊药农取根煎水服,作补药用。

鸡眼草

Kummerowia striata（Thunb.）Schindl.

（Microlespedeza striata Makino）

（豆科 Leguminosae）

草药名：小蓄片（5、93 号）

一年生小草本，茎高 10—30 厘米，多分枝。叶互生，有短柄；复叶由 3 小叶组成，小叶长倒卵形，先端圆或凹，顶端有

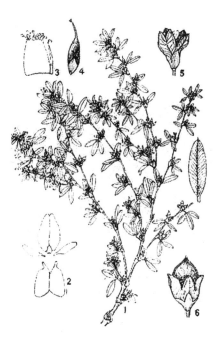

图 103　鸡眼草
1. 花枝；2. 剖开的蝶形花冠；3. 雄蕊；
4. 雌蕊；5. 未成熟的果实；6. 果实（自
《苏南植物手册》）

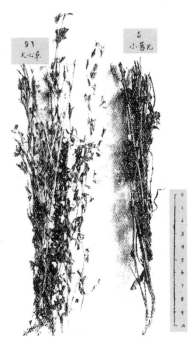

图 104　鸡眼草生药

短尖头,侧脉显明。花腋生,淡红色,蝶形,有短梗,独生或双生;小苞呈椭圆形;萼钟状, 5 裂;花冠较萼长约 2 倍;雄蕊 2 体。果实为小荚果,内有种子 1 粒。(图 103)

生在路旁或山野。3—4 月间开花, 5—6 月间果熟。

药用部分:苗。(图 104)

民间效用:用苗五钱,煎水服,利小便。

葛

Pueraria hirsute Schneid.

(P. Thunbergiana Benth.)

(豆科 Leguminosae)

草药名:葛根,又名葛片(53 号)

多年生落叶大藤本,茎粗壮,木质化,密被棕色长柔毛。叶互生,具小叶 3 枚,小叶先端急尖,基部渐狭或钝圆形,全缘或呈微波状,有时作 3 浅裂。花为腋生总状花序,两性,紫红色,蝶形;花萼 5 裂,披针形;旗瓣近圆形,翼瓣倒卵形,龙骨瓣呈两侧不对称的长方形;雄蕊单体,雌蕊线形而扁。果实为荚果,种子卵圆形而扁。(图 105)

野生山坡或路旁,常缠绕在其他植物上。8—9 月间开花, 10 月荚果成熟。

药用部分:根。根粗壮,呈圆柱状,外面棕褐色,有纵皱纹及横纹,纵断面带黄灰色,现纤维状,横断面示年轮状。(图 106)

民间效用:南京药农作单方用,把根煎水服,有清补亏虚的效能。这种在江苏云台山一带,叫做"葛藤",民间用根磨粉内服,祛痰清火;四川土名"甜葛藤",根煎水服,清寒发表。

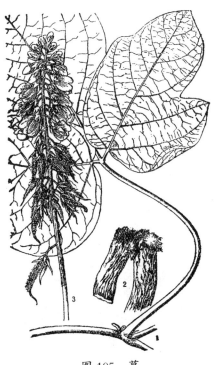

图 105　葛
1. 叶枝;2. 根;3. 花序

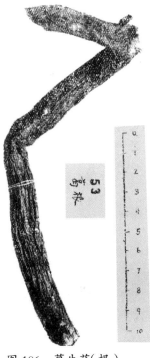

图 106　葛生药(根)

蒺 藜

Tribulus terrestris L.

（蒺藜科 Zygophyllaceae）

草药名:蒺藜草(18 号)

一年生草本,有短柔毛;茎平卧,分枝很多。叶对生,偶数羽状复叶,小叶 5—7 对,长椭圆形,在两端的小叶较中部的稍小,先端具短尖,全缘,基部不相等。花单生于叶腋,具花梗;

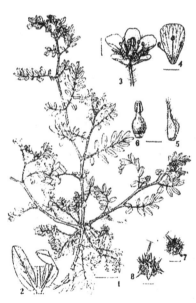

图 107 蒺藜

1.植物的全形;2.小叶一对,示基部不等;3.花;4.花瓣,示雄蕊的着生;5.萼片;6.雌蕊;7.未成熟的果实;8.成熟的果实(自《苏南植物手册》)

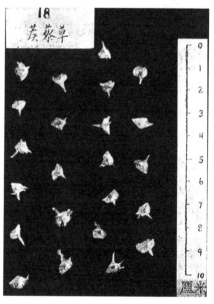

图 108 蒺藜生药(果实)

花萼及花瓣各 5 片,花瓣黄色;雄蕊 10 个,5 个稍长;雌蕊 1 个,子房上位。果实为分果,坚硬,表面具有尖刺。(图 107)

生于荒地和路旁,在南京近郊并不常见。夏季开花,秋末果实成熟。

药用部分:全苗或种子。种子在坚硬的果壳里,卵状三角形,长约 3 毫米,一端尖锐,他端截形,一面较平坦,一面近半圆形,表面皱缩,白色,具细孔纹。(图 108)

民间效用:治红、白痢疾,煎水服(用量:成人四两,加红糖二两;儿童减半)。

枸　橘

Poncirus trifoliatea Rafin.

（Citrus trifoliate L.）

（芸香科 Rutaceae）

草药名:枸橘子(89 号)

灌木或小乔木,高达 2 米,平滑无毛,具棱角,多少扁平,并有扁平坚刺。叶为 3 小叶所成的复叶,叶柄具翼状的翅,小叶椭圆形至倒卵形,边缘为波形锯齿,带革质,侧生的小叶较小。先花后叶,萼片、花瓣各 5 片,雄蕊多数,子房多毛。浆果球形,熟时黄色,有香气;种子长椭圆形。(图 109)

野生或栽培,通常用作绿篱或作柑桔砧木用。4—5 月开花,10 月果熟。

药用部分:果实。果实球形,直径 2—3 厘米,熟时黄色,

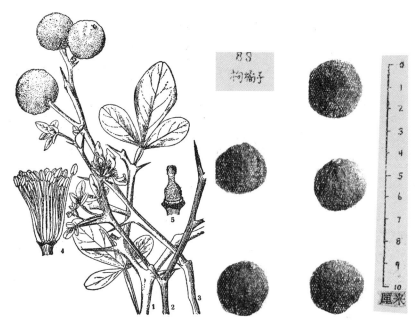

图 109　枸橘　　　　　图 109　枸橘生药(果实)

1. 叶枝;2. 花枝;3. 果枝;4. 花(已去
花萼及花瓣);5. 雌蕊

表面密被短绒毛,散有油点。(图 110)

民间效用:主治小肠气(取果实 6 个,用半斤酒泡服)。

楝　树

Melia Azedarach L.

(楝科 Meliaceae)

草药名:双白皮(97 号)

落叶乔木,老枝暗紫色,有多数细点状灰白色的皮孔。

叶互生,2 回羽状复叶,小叶卵形,先端长尖,边缘锯齿深浅

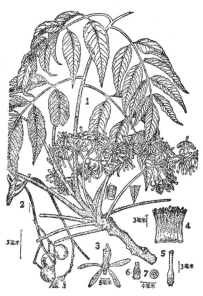

图 111 棟树

1.花枝;2.果枝;3.花的全形;4.合
生的花丝及花粉囊;5.雌蕊;6.子房
(纵切面);7.子房(横切面)(自《药
用植物志》)

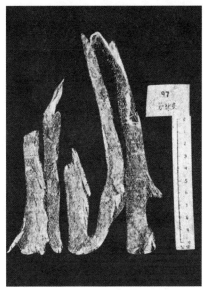

图 112 棟树生药(根皮)

不一,基部圆形,一边较狭,初时两面有灰褐色星状毛。花序
圆锥形,腋生,下垂;花紫色,两性,花萼 5 裂;花瓣 5 片,平展
或反曲;雄蕊 10 个,花丝合生成管,雌蕊 1 个,柱头浅裂。核
果球形,熟后变黄色。(图 111)

农家田圃附近,常见栽培。5 月开花,10 月实熟。

药用部分:根皮。(图 112)

民间效用:用根皮煎水,加红糖服,治小孩腹内寸白虫。

大 戟

Euphorbia pekinensis Rupr.

（大戟科 Euphorbiaceae）

草药名：将军草、臌胀草、九头狮子草（75、84 号）

多年生草本，初春顶端萌发红芽而抽茎，初为淡红色，后变为绿色。单叶互生，长卵形至长椭圆形，茎顶端 5 叶轮生而平展，上出 5 枝，每枝再分 3—4 小枝，各小枝顶端开黄绿色

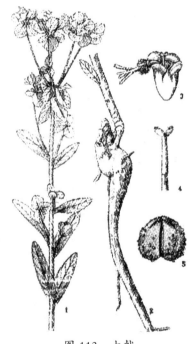

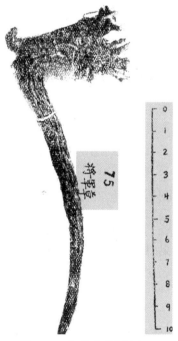

图 113　大戟
1. 花枝；2. 根；3. 总苞，示腺体、雄蕊及雌蕊；4. 雄蕊，示自顶端开裂的药及花丝上的节；5. 果实

图 114　大戟生药（根）

花。花单性,雌雄花皆无花被,同生于筒状总苞中;总苞萼状,4浅裂,与裂片互生有肾状腺体4个,其中有雄花多数,唯雄蕊间杂有白色薄膜呈鳞片状,总苞中央有雌花1枚,常伸出总苞而下垂,花柱3,顶端分2叉。果实为蒴果。(图113)

南京附近山坡,路旁或草丛中都有野生。5月开花,6月果熟。

药用部分:根。根为圆柱形或圆锥形,顶端具有茎残部,旁生支根,干后表面为黑色,并具有显著的纵皱纹。(图114)

民间效用:每次用小根1枝(小孩减量)煎水服可治水胀、气胀、湿气肿等,但服后4个月,禁食盐咸。这种植物有毒,宜注意。江苏扬州一带,民间用根治血吸虫病,土名"龙虎草",也是这种植物。

枸　骨

Ilex cornuta Lindl.

（冬青科 Aquifoliaceae）

草药名:十大功劳[①]（79号）

常绿乔木,通常呈灌木状,树皮灰白色,平滑。叶硬革质,有短柄,长椭圆状直方形,先端具3个硬刺尖,基部各边也有1—2刺尖或呈圆形,表面深绿色而有光泽,下面黄绿色。花腋生,多数,排列呈伞形状。果实为核果,球形,红色美观。

[①] 枸骨与十大功劳为两种本草植物。十大功劳为小檗科,十大功劳属,而枸骨为冬青科,冬青属,互不相属,故为两种植物。但由于同名异物,正名别名混用现象,致使两者在应用上有所区别。此处应改为枸骨。——审校者注。

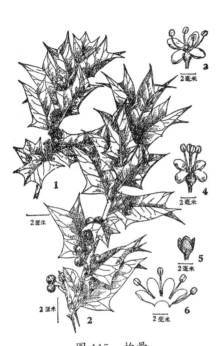

图 115 枸骨
1. 花株;2. 果株;3. 两性花;4. 雄花;
5. 雄花的萼;6. 剖开的雄花花冠(自
《药用植物志》)

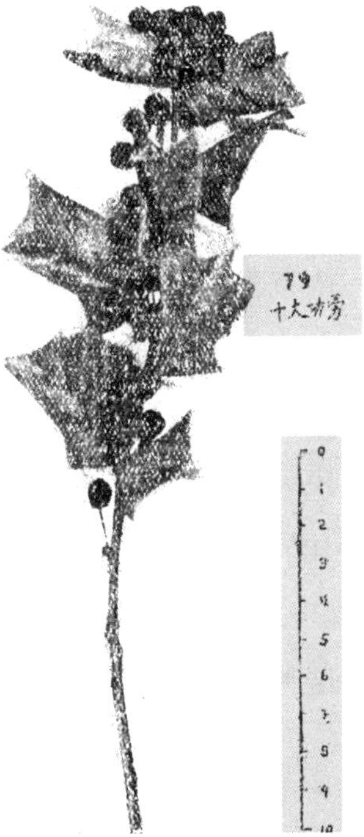

图 116 枸骨生药(果枝)

通常野生在田岸边、坟旁或山坡上，4—5月开花，10月果实成熟。(图 115)

药用部分：果实。果实球形，直径约 8 毫米，表面光滑，干后变为浅褐色，具有皱缩或部分下陷，顶端有宿存的柱头，下端有细柄，长约 6 毫米。(图 116)

民间效用：果实治筋骨痛，泡酒服。这种植物在江苏其他地方，民间也有采割它的枝叶，在冬季加红糖和枣子煎制补药用的。

卫 矛

Evonymus alata (Thunb.) Sieb.

（Celastrus alatus Thunb.）

（卫矛科 Celastraceae）

草药名:鬼箭羽、韦驮鞭(118 号)

落叶灌木,多分枝;小枝绿色,四棱形,有 2—4 木栓质的淡棕色翅。叶对生,倒卵形至椭圆形,先端短尖或渐尖,边缘有细密锯齿。花小,腋生成聚伞状,两性,淡黄绿色;花萼、花

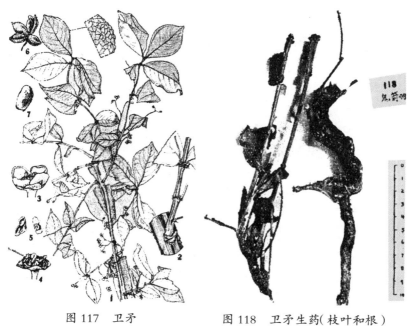

图 117　卫矛
1. 花枝;2. 枝的一段(放大);3. 花;
4. 花(已去花瓣),示雄蕊;5. 花药;
6. 果实;7. 种子

图 118　卫矛生药(枝叶和根)

瓣、雄蕊各为 4 数。子房与花盘合生。果实为蒴果，1—3 室，分离，椭圆形，表面光滑。（图 117）

普通生在山野，有时也见有栽植在庭园中的。5—6 月开花，9—10 月果熟。

药用部分：种子、根和叶。种子卵形或椭圆形，长约 5 毫米，宽约 3 毫米，外被有桔红色的假种皮。（图 118）

民间效用：将种子同根、叶打烂拌和，敷治黄瓜毒；另外把蜂房与鸡蛋混和煎水服，吃鸡蛋，不吃蜂房。

〔附注〕卫矛的枝，通常作通经药。

白 蔹

Ampelopsis japonica（Thunb.）Mak.

（Paullia japonica Thunb.）

（葡萄科 Vitaceae）

草药名：见肿消（99 号）

攀缘藤本，多分枝，小枝平滑无毛，散有点状皮孔。叶互生，有柄，3—5 小叶，小叶一部分为羽状分裂，裂片卵形，先端渐尖，边缘疏生有粗锯齿，基部楔形，总叶轴有翅。聚伞花序与叶对生，生于细长而常作缠绕状的花梗上；花小，淡黄色，萼片、花瓣、雄蕊各 5，雌蕊 1，花盘 1。果实为球形浆果，白色或蓝色。（图 119）

自生于山坡树林下或攀缘于篱旁。7—8 月开花，9—10月果熟。

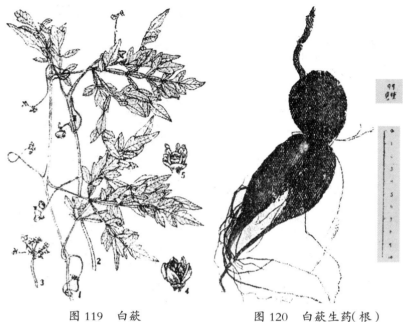

图 119　白蔹
1. 花枝;2. 果枝;3. 花序;4. 花;5. 花
（去花瓣），示雄蕊, 花盘及雌蕊（自
《苏南植物手册》）

图 120　白蔹生药（根）

　　药用部分:根。根木质化, 长圆柱形, 多弯曲, 表面凹凸
不平, 棕褐色, 皮呈剥裂状, 横断面为乳白色, 老根呈块状。
（图 120）

　　民间效用:把根打烂, 和以白糖与醋, 敷治肿毒。

乌蔹莓

Cayratia japonica（Thunb.）Gagn.

（Cissus japonica Willd.）

（葡萄科 Vitaceae）

草药名:过山龙(107 号)

多年生攀缘草本;茎绿紫色,棱状,有深纵沟。叶互生,有柄,卷须与叶对生,叶为 5 小叶鸟趾状掌状复叶,质软;小叶卵形或长椭圆形,中间小叶较大,边缘具锦齿。花为伞房状聚伞花序,与叶对生,小花淡绿色,花萼截形,花瓣 4 片,雄蕊 4 枚,雌蕊 1 枚,花盘丹赤色。果实为球形浆果,成熟时为黑色。（图 121 ）

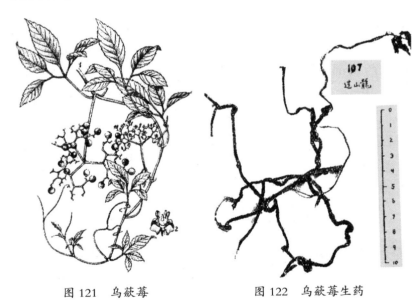

图 121　乌蔹莓
1. 果枝;2. 花

图 122　乌蔹莓生药

山野、路边或田野都有生长。5—6月间开花，8—9月间果实成熟。

药用部分：根。根多呈细长条圆柱状，表面褐色，有细致和较深的纵皱纹，时有点状凸起；横断面，类淡黄白色；味稍辛辣。（图122）

民间效用：把根打烂，用白糖拌敷患处，可治牙痛；但需注意敷药时间不能超过六小时，否则敷药处易生泡。江苏句容县宝华山民间用叶打烂，治无名肿毒；与石矾同用，可治湿气，与白糖合用，可解奶毒。

湖南连翘

Hypericum Ascyron L.

（金丝桃科 Hypericaceae）

草药名：大汗淋草（3、43号）

多年生草本，高达1米；茎直立，具四棱。叶对生，长圆形至卵状披针形，先端尖，全缘，基部抱茎。花数朵成顶生的聚伞状，萼片5个，不等长，花瓣5个，金黄色，狭倒卵形，稍偏斜而旋转；雄蕊5束，每束多数，与花瓣对生；子房上位，花柱5个。蒴果卵圆形，5室，内有多数细小种子。（图123）

野生在山坡树林下或草丛中，向阳地也适宜生长。6—7月间开花，8—9月间果实成熟。

药用部分：全草和种子。种子细柱形，褐色，表面有网纹。（图124）

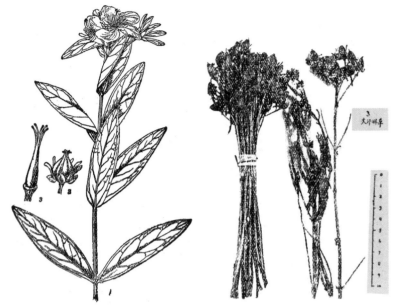

图 123　湖南连翘
1. 花枝;2. 果实;3. 雌蕊

图 124　湖南连翘生药(果枝)

　　民间效用:全草煎水服,治头痛、吐血,平肝火等;种子泡酒服,治胃气痛。

贯叶连翘

Hypericum perforatum L.

(金丝桃科 Hypericaceae)

草药名:小汗淋草(21 号)

　　多年生草本,茎直立。叶对生,叶片长椭圆形,基部稍抱茎,背面具黑色腺点,并散有白色绵状毛。花两性,着生于茎顶或枝端,成聚伞状花序;萼片披针形,边缘具黑色腺点;花

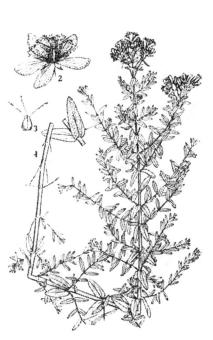

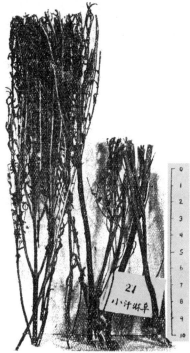

图 125　贯叶连翘

1. 花枝；2. 花；3. 雌蕊

图 126　贯叶连翘生药

瓣较萼片为长，黄色；花瓣边缘和花药都有黑色腺点；子房上位，花柱 3 裂。果实为蒴果。（图 125）

多野生在山坡树林下或草丛中。6—7 月间开花，10 月果熟。

药用部分：根及苗。（图 126）

民间效用：用根苗煎水服，可治吐血（用量二钱，与仙鹤草，六月雪同用）。

紫花地丁

Vioia japonica Langsd.

（堇菜科 Violaceae）

草药名：瘩背草（85 号）

多年生草本，无茎。叶通常数叶丛生，具有长柄，叶片心状卵圆形，钝头，边缘具有圆状锯齿，叶柄的基部具有较大叶

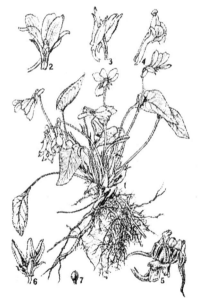

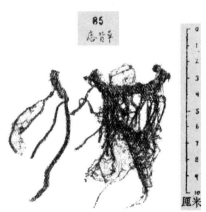

图 127　紫花地丁

1. 植物全形；2. 花的纵剖，示花距展开，有密腺附属物的雄蕊和雌蕊柱头；3. 花去花瓣后，示花萼和雄蕊的附属物；4. 雄蕊和雌蕊柱头；5. 花展开，示雌蕊；6. 已开裂的蒴果；7. 种子（自《苏南植物手册》）

图 128　紫花地丁生药（根）

状的托叶。早春叶腋中抽生长花梗,梗顶具稍大向内侧的淡紫色花;萼5片,绿色;花瓣5片,唇瓣有紫条纹;距圆柱形;雄蕊5个,雌蕊1个。蒴果室背开裂,种子近圆球形。(图127)

山野、路旁、向阳及半阴地都能生长。3—4月开花,5月果实成熟。

药用部分:根。(图128)

民间效用:主治瘩背,取根打烂加糖或红胡椒拌敷患处,并在其外围用面飞沫作围。

〔附注〕在药农协助我们采得的同号草药标本中,发现有 V. japonica 与 V. callina Bess. 两种植物,是否具有同一疗效尚难肯定,可见一般采草药者往往因其外形类似而同采作药用,故在采集时应加以注意。

芫 花

Daphne genkwa S. et Z.

(瑞香科 Thymelaeaceae)

草药名:老鼠花、金腰带(茎和根的名称)(62、72号)

落叶灌木,多分枝,枝带褐紫色。叶对生,椭圆形,带革质,先端尖,全缘,基部有短叶柄。花先于叶开放,淡紫色,萼筒状而细,先端4裂,呈花冠状,表面密被绢状毛;雄蕊8个,2列,着生萼筒内面,花丝极短;雌蕊1个,柱头头状,红色。核果革质,内有种子1粒。(图129)

多生在山坡或田岸旁。3—4月开花。

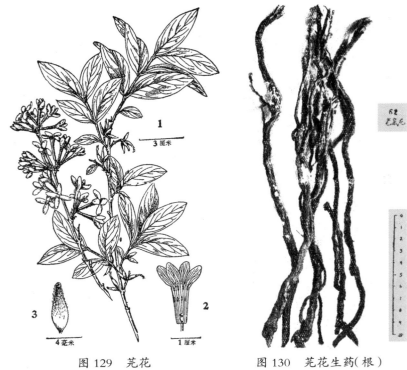

图 129　芫花
1. 花枝及果枝；2. 花冠剖开后，示雄蕊；
3. 雌蕊（自《药用植物志》）

图 130　芫花生药（根）

药用部分：全草，但以根和花的效力较大。（图 130）

民间效用：用全草四两，煎水服，可通大便；或把已去掉心的根四两，打烂焙干，和黑丑二两，研成粉末，再加少量面粉汤，做成丸药服，也可治大便不通。又有用捣烂的根皮，可治妇人奶肿，哪边奶肿，就塞入哪边的鼻孔中；外用可敷治伤口。

蘹 香

Foeniculum vulgare Mill.

（伞形科 Umbelliferae）

草药名：小茴香（1号）

多年生草本,有白粉,香气浓。茎直立,上部分歧,幼枝绿色。茎生叶互生,叶柄近基部呈鞘状而抱茎;叶片3—4回羽状分裂,近顶端者细如丝状。复伞形花序顶生,花小,无萼齿;花瓣5片,金黄色,卵形,内曲;雄蕊5个,与花瓣互生而射出;雌蕊1个,子房下位, 2室,花柱2个,浅裂。(图131)

通常栽植在农舍旁或田圃内。6—9月开花,果实迟至

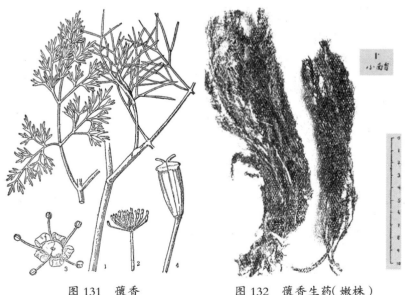

图 131 蘹香
1. 枝叶的一部; 2. 果序; 3. 花; 4. 果实

图 132 蘹香生药(嫩株)

10 月成熟。

药用部分:苗叶及果实。果实是分生果,成熟后分离为 2 分果爿,分果爿呈椭圆形,香气浓,表面淡褐色,具有 5 条隆起的肋线。(图 132)

民间效用:把小茴香的苗叶煎水服,可顺气,发汗;泡烧酒服,能治小肠气。果实通常作香料用。

珍珠菜

Lysimachia clethroides Duby.

(报春花科 Primulaceae)

草药名:狗尾巴草(109 号)

多年生草本;茎单一,圆柱形,基部红色。叶互生,有柄;叶片长椭圆状披针形,叶肉中有细微油点散布。顶生总状花序,花多一方倾斜,花小,白色,每花下有线形绿苞,花萼 5 片宿存,花冠 5 深裂,雄蕊 5 个,雌蕊 1 个。果为圆形蒴果。(图 133)

野生在山坡草丛中或树林下。6—7 月开花,8—9 月果实成熟。

药用部分:全草。(图 134)

民间效用:全草与鸡冠油煎水服,治心出血(即由鼻子和口中流出的血)。

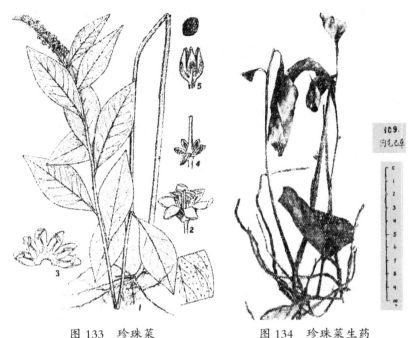

图 133　珍珠菜

1. 植物全形;2. 花;3. 花冠剖开后,示雄蕊;4. 雌蕊和苞片;5. 种子(上)和果实外的宿萼和苞片(下)(自《苏南植物手册》)

图 134　珍珠菜生药

络　石

Trachelospermum jasminoides Lem.

（夹竹桃科 Apocynaceae）

草药名:爬山虎(52 号)

常绿缠绕性灌木。叶对生,椭圆形或卵形披针形,先端尖或渐尖,全缘,平滑无毛,或背面有短柔毛;叶柄短。聚伞花序腋生,花白色,有芳香,花梗较叶柄为长,萼的裂片反卷,花

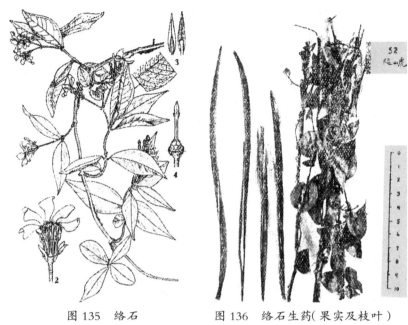

图 135　络石　　　　图 136　络石生药(果实及枝叶)
1. 花枝;2. 花(花冠管已剖开);
3. 花药;4. 雌蕊

冠高脚盆状,上部 5 裂,雄蕊 5 个,雌蕊 1 个。骨突果长,内有多数种子。种子狭卵形而扁,茶褐色,一端具白絮状毛 1 束。(图 135)

山坡野生,多攀援于树木、墙壁或石头上;亦有栽培作观赏用的。5—7 月开花。8 月果实成熟。

药用部分:藤及果实。藤:表面赤黑色,圆柱状,作弧状弯曲,表面具长度不等的节间,并散有白色点状的皮孔。折断面黄白色,中间有小孔。果实:生于枝上时成人字形,果长短不等,细柱状或带纺锤状,表面具有细致的纵线条,并有灰蓝色的斑点,成熟后腹部开裂,散出种子。(图 136)

民间效用:藤泡酒服,治跌打损伤;果实煎水服,治筋骨痛(以 7 月间采集的果实较好)。

飞来鹤

Cynanchum auriculatum Royle

(萝藦科 Asclepiadaceae)

草药名:何首乌、胡苏(110 号)

多年生藤本,宿根块状。茎圆柱形,上部多分枝,常缠绕他物而上升。叶对生,有长柄;叶片广卵形,先端尖,全缘,基部深心形。聚伞状花序腋生,花黄白色;萼与花冠各 5 深裂,

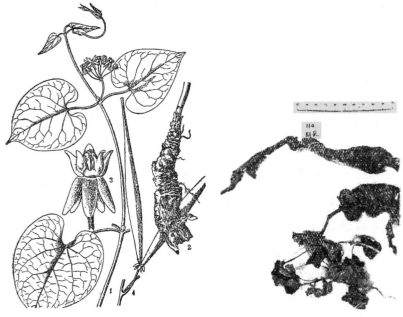

图 137　飞来鹤　　　　图 138　飞来鹤生药(块根)
1. 花枝;2. 块根;3. 花;4. 果实

裂片向下反卷,副冠 5 个,钻状披针形;雄蕊 5 个,药着生于柱头周围。骨突果成熟时沿一侧开裂,撒出多数种子。种子卵形而扁,褐色,较狭的一端有 1 束白亮的长绒毛。(图 137)

野生在山坡树林下或路旁,常缠绕他物而生长。8—10月间开花, 11 月果实成熟。

药用部分:块根。块根大小,视年数而不同,切面白色,富于淀粉。(图 138)

民间效用:南京近郊药农及江苏茅山一带民间把飞来鹤的根,叫做"何首乌",作为滋补药。

徐长卿

Pycnostelma paniculatum (Bge.) K. Schum.

(罗摩科 Asclepiadaceae)

草药名:一枝香、中心草、牙蛀消(10、26、66、77 号)

多年生草本,无毛,有短的地下茎。茎直立,高约 60 厘米,细而坚韧,节间较长。叶对生,有短柄;叶片狭披针形至线形,两端渐尖,边缘稍反卷,并有细缘毛,背面中肋突起。圆锥花序生于枝梢,萼与花冠各 5 裂;副冠与雄蕊各 5 个,二者合生;雌蕊被雄蕊包围于中央,子房上位,由 2 对生心皮所成,花柱分离,但顶端合生成五角扁盘状柱头。骨突果先端渐尖,表面平滑。(图 139)

野生在山坡草丛中。6—9 月开花, 10 月果熟。

药用部分:主要是根,苗也供药用。根丛生,细长,灰褐

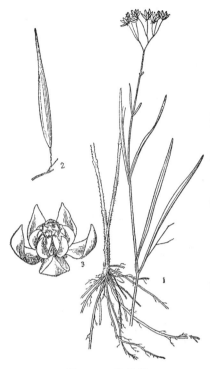

图 139 徐长卿
1. 植物的全形;2. 果实;3. 花全形

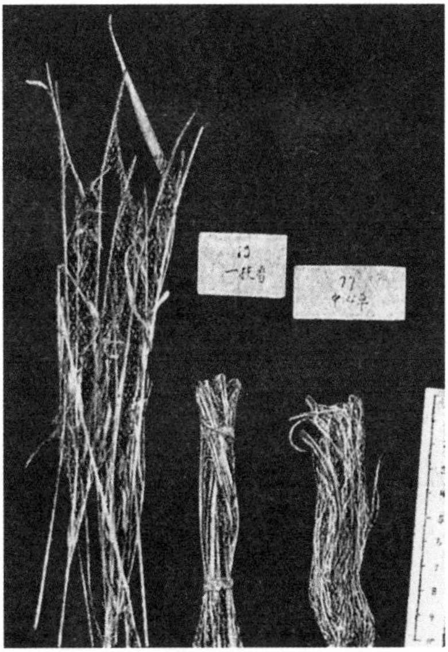

图 140 徐长卿生药(果枝与根)

色,有香气,干后为灰褐色。(图 140)

民间效用:根煎水服,可治腹胀和食胀(用量小孩用根
3—5 支,成人用根 10 支);凡治老的鼓胀病,需要根 100 支,
每次 20 支,煎水服 5 次,据药农说有效。苗浸酒漱口,可治
牙痛。

牵 牛

Pharbitis nil（L.）Choisy

（Convolvulus hederaceus L.）

（Ipomoea hederacea Jacq.）

（旋花科 Convolvulaceae）

草药名:黑丑、白丑(128号)

一年生缠绕草本,高达2米以上。叶互生,有长柄;叶片心脏形,常为3裂。花腋生,形大,花梗较长,上具托叶2枚;花萼5片,线状披针形;花冠漏斗状,蓝色或淡紫色,朝开及日

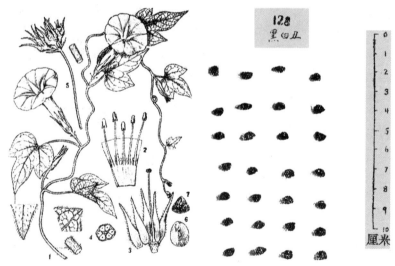

图 141　牵牛
1.花枝;2.花冠剖开,示雄蕊;3.花萼及雌蕊;4.子房横切面,示胚珠;5.果枝;6.种子;7.种子横切面(自《苏南植物手册》)

图 142　牵牛生药(种子)

中而闭;雄蕊 5 枚。蒴果球状，3 室,每室含有种子 2 粒,萼宿存。(图 141)

山野、路旁、田野到处皆生,7—8 月开花,9—10 月果熟。

药用部分:种子。种子楔形,在未成熟前为黄白色,成熟后变为黑褐色,背面穹窿,腹面棱状。种皮光滑或有绒毛,腹面棱的先端,有淡明脐点。切开面呈油样黄色,味苦烈。(图 142)

民间效用:牵牛的种子煎水服,作泻药用(每次用量小孩二钱,大人五钱)。

马鞭草

Verbena officinalis L.

（ 马鞭草科 Verbenaceae ）

草药名:马鞭草(92 号)

多年生草本,茎方形。叶对生,卵形或长方形,多数作深 3 裂,裂片有深至中脉的。穗状花序顶生兼腋生,花细小,每花具细小卵状钻头状的苞片,花无柄;萼管状,膜质,外面及顶端具硬毛,内面无毛,顶端具 5 小齿;花冠淡紫色,漏斗状,顶端略作 2 唇状分裂;雌蕊 4 个,生管内上部,不露于管外;雌花无毛,子房长方形。蒴果成熟时裂为 4 小坚果。(图 143)

南京附近山野、路旁、草丛或树林中都有生长。9—10 月开花, 11 月果熟。

药用部分:全草。(图 144)

民间效用:全草煎水服或洗治风湿;也可泡酒服,可以燥湿。

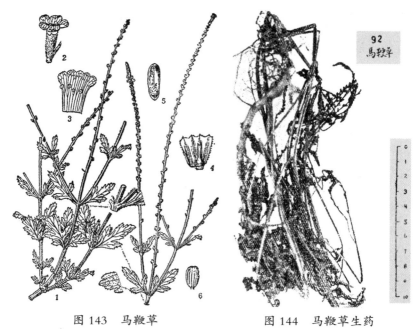

图 143　马鞭草
1. 花枝;2. 花;3. 花冠剖开后,示雄蕊;
4. 花冠剖开后,示雌蕊;5. 果实;6. 种
子内面(自《药用植物志》)

图 144　马鞭草生药

夏枯草

Brunella（Prunella）vulgaris L.

（唇形科 Labiatae）

草药名:夏枯草(46 号)

多年生草本,茎方,带紫红色。叶对生,卵形或长椭圆状披针形,全缘或具疏细锯齿,两面都有毛。穗状花序顶生,有苞;花萼具 2 唇,上唇较平坦,有 3 短尖,下唇 3 裂,裂片先端渐尖;花冠紫色,唇形,上唇作帽状,下唇 3 裂;雄蕊 2 长 2 短;

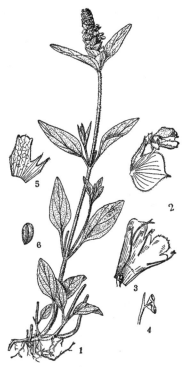

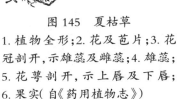

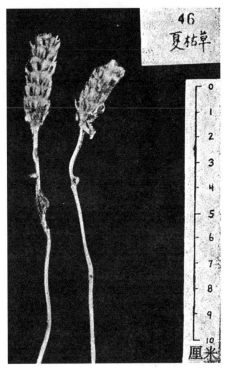

图 145　夏枯草
1.植物全形;2.花及苞片;3.花
冠剖开,示雄蕊及雌蕊;4.雄蕊;
5.花萼剖开,示上唇及下唇;
6.果实(自《药用植物志》)

图 146　夏枯草生药(花序)

雌蕊 1 个,子房 4 裂,花柱细长,柱头叉状。果实为小坚果,褐
色。(图 145)

　　南京近郊田野遍地生长,产量很多。4—5 月间开花。

　　药用部分:全草。(图 146)

　　民间效用:全草可以代茶,有清凉利尿的作用;农民通常
采取它的花序(俗名棒柱头花),晒干炒枯后,在夏季代茶用。

益母草

Leonurus sibiricus L.

（唇形科 Labiatae）

草药名：益母草（32 号）

二年生草本，高约 1 米；茎方，有细毛。基生叶圆形，边缘 5—9 浅裂；茎生叶呈掌状 3 裂，每裂又 2—3 裂，在上部的叶羽状深裂，裂片线形。花多数，轮状腋生；花萼钟状，花冠唇形，紫红色或白色；二强雄蕊，雌蕊柱头 2 裂。果实为小坚果，三棱状，褐色。（图 147）

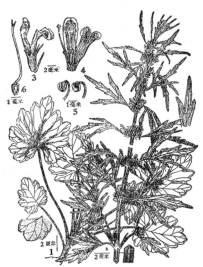

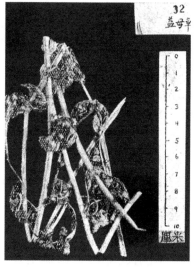

图 147　益母草

1. 植物的下部，示基叶；2. 着花的植株；3. 花的侧面观，示苞、花萼、花冠；4. 剖开的花冠，示雄蕊；5. 雄蕊，示药及花丝的一部；6. 雌蕊(自《药用植物志》)

图 148　益母草生药

野生在荒地或路旁,极为普遍。6—8 月开花。

药用部分:全草。(图 148)

民间效用:全草有通经活血的效能,为民间妇人产后主要的子宫收缩药。

薄 荷

Mentha arvensis L.

（唇形科 Labiatae）

草药名:薄荷(38 号)

多年生草本,有香气;茎方,密被短毛,下部呈匍匐状。

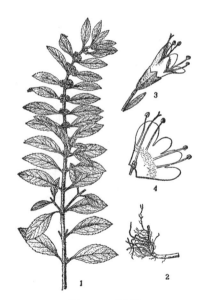

图 149 薄荷
1. 花枝;2. 茎的下部;3. 花;4. 花冠展开,示雄蕊及雌蕊

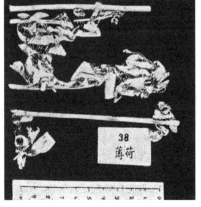

图 150 薄荷生药

叶对生,有柄;叶片卵形或卵状披针形,先端锐尖,边缘有锯齿,基部楔形,两面都有油点。花细密呈轮伞花序,花萼钟状,5裂,外面及边缘有毛;花冠淡紫色,唇形,4裂,上唇较宽;雄蕊4个,等长,伸出;雌蕊柱头2裂。小坚果椭圆形,淡褐色。（图149）

多生在阴湿的地方,也有生在田岸旁或路边的;栽培也常见。6—7月间开花。

药用部分:全草。（图150）

民间效用:把薄荷泡开水服,可以清热、解暑。

罗　勒

Ocimum basilicum L.

（唇形科 Labiatae）

草药名:香草(138 号)

一年生芳香草本,高约30厘米;茎多分枝,上部有时为紫色。叶对生,有长柄;叶片卵形,全缘。茎顶生轮状总状花序,每轮有花6朵,花下具有毛的卵形苞片1枚;花萼管状,顶端5裂;花冠唇形,上唇瓣4裂;雄蕊4个;花柱顶端等分为2钻状的裂片。果实为小坚果,种子褐色。（图151）

野生的较少,现农家多栽培作芳香植物用。7—9月开花,10月果实成熟。

药用部分:叶。（图152）

民间效用:把香草的叶与丹参煎水服,可通经活血。

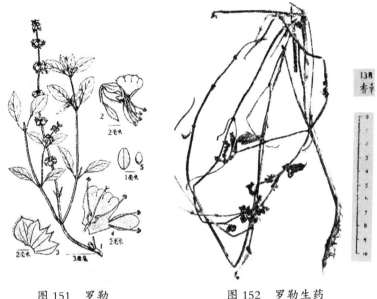

图 151 罗勒
1. 花枝;2. 花;3. 剖开的花萼;4. 剖
开的花冠,示雄蕊及雌蕊;5. 种子
(自《苏南植物手册》)

图 152 罗勒生药

白 苏

Perilla frutescens(**L.**)**Brit.**

(唇形科 Labiatae)

草药名:紫苏(55 号)

一年生草本;茎直立,方形,被有白色长毛。叶对生,有
长柄;叶片卵形或圆卵形,边缘具粗圆锯齿,绿色,两面有白
色长毛,沿叶脉较密,下面具细油点。总状花序顶生兼腋生,
每朵花的基部具卵形苞叶;花萼钟状,裂为 2 唇,上唇 3 瓣,
下唇 2 瓣;花冠管状,白色,唇形;雄蕊 2 对,上对较下对稍短,

略高出花冠管口；子房 4 裂，花柱出自子房基部，柱头 2 裂。小坚果褐色或灰色，倒卵形，具网状皱纹。（图 153 ）

常见于南京附近山坡或路旁。夏秋开花，9—10 月间果实成熟。

药用部分：茎、叶及种子。（图 154 ）

民间效用：叶煎水服，祛风湿；茎及种子煎水服，可以舒气。

〔附注〕在草药应用上，紫苏与白苏不分，实在是同属异种的植物，两者的区别，详见《中国药用植物志》第一册。

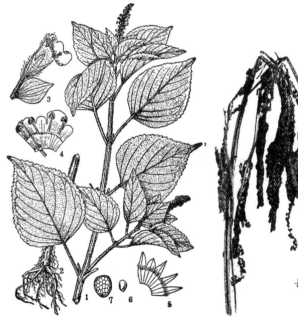

图 153　白苏
1. 花枝；2. 根；3. 花及苞；4. 花冠剖开后，示雄蕊和雌蕊；5. 展开的花萼；6. 种子；7. 小坚果（自《药用植物志》）

图 154　白苏生药

脉纹香茶菜 ^①

Plectranthus nervosus Hemsl.

（唇形科 Labiatae）

草药名:藿香(131 号)

多年生草本,高约 1 公尺。茎方形,直立,全株被毛。叶对生,广卵形,顶端渐尖,边缘有锯齿,基部渐狭并下延至叶柄

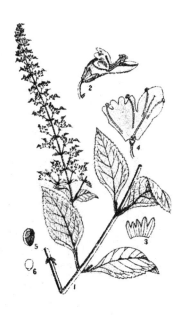

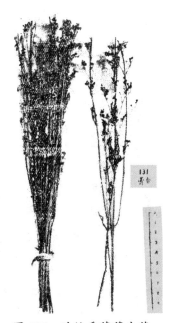

图 155　脉纹香茶菜
1. 花枝;2. 花;3. 剖开的萼片;4. 花冠剖开,示雄蕊及雌蕊;5. 果实;6. 种子(自《苏南植物手册》)

图 156　脉纹香茶菜生药

① 本植物由孙雄才教授鉴定。

处。圆锥状聚伞花序对生,花多数,紫色,唇形;绿萼 5 片;花冠上唇上曲,下唇前方斗出。小坚果外有宿存的萼。(图 155)

野生在山坡草丛中。7—8 月开花,9—10 月果实成熟。

药用部分:全草。(图 156)

民间效用:全草煎水服,舒气(有助消化的作用)。

〔附注〕中药里一般用的藿香是指唇形科的 Agastache rugosa(Fisch. et Mey.)O. Ktze.

丹　参

Salvia miltiorrhiza Bunge

(唇形科 Labiatae)

草药名:红根、紫党参(64 号)

多年生草本,全体被有白色柔毛;茎方形。叶互生,有长柄;奇数羽状复叶,小叶 3—7 片,卵形,先端渐尖,边缘具圆波状锯齿,基部圆形或心形。轮状总状花序顶生和腋生,每轮 4—6 花,花紫红色,苞片较花柄为短;花萼唇形,上唇全缘,下唇具 2 锯齿;花冠管状,上唇较大,呈镰刀状;雄蕊 4 个,不育的 2 个;子房 4 裂。果实为小坚果。(图 157)

野生在荒地,路旁或山坡。5—7 月开花,8 月果熟。

药用部分:根。根圆柱形,粗细不等,弯曲,鲜时朱红色,干后为褐赤色,表面有纵皱纹,外皮易剥裂。(图 158)

民间效用:根泡酒或水煎服,可伸筋活血和治妇女月经不调。

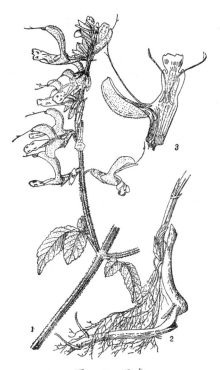

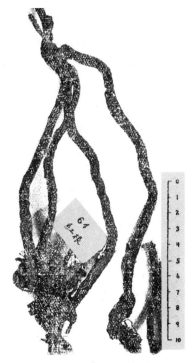

图 157　丹参　　　　　图 158　丹参生药（根）
1. 花枝；2. 根；3. 剖开的花冠，示雄
蕊和雌蕊

并头草

Scutellaria rivularis Wall.

（唇形科 Labiatae）

草药冬：通经草、紫连草（37 号）

多年生草本；茎直立，方形。叶对生，卵形至矩圆形或线形至披针形，先端钝，全缘或具圆锯齿。总状花序顶生，苞片披针形；花萼钟状，2 裂；花冠下部管状，上部裂为唇形，上唇

兜形,下唇3裂;雄蕊4个;子房4裂,柱头2裂,上裂较小。果实为小坚果,卵形。(图159)

多生在池沼边或阴湿处。5月开花，8月底种子成熟。

药用部分:全草。(图160)

民间效用:全草煎水,加砂糖内服,有破血通经的效能。

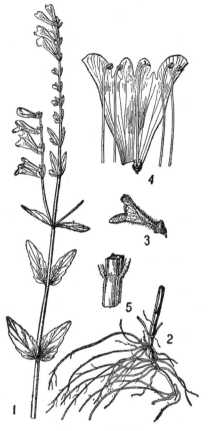

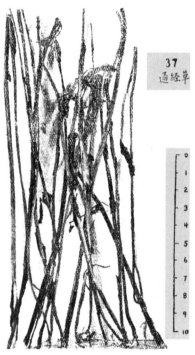

图159　并头草
1.花枝;2.根;3.花;4.剖开的花冠,
示雄蕊和雌蕊;5.茎的一段

图160　并头草生药

枸 杞

Lycium chinense Mill.

（茄科 Solanaceae）

草药名:枸杞子(果实名),地骨皮(根皮名)(27 号)

蔓生灌木,小枝淡黄色,有短刺。叶互生,有短柄;叶片卵状披针形,先端尖或钝,全缘,基部楔形。花腋生,几朵丛

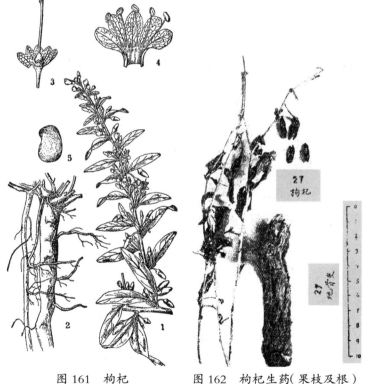

图 161　枸杞
1. 果枝;2. 根;3. 雌蕊与萼;4. 剖开的花冠,示雄蕊;5. 种子

图 162　枸杞生药(果枝及根)

出,花柄细长;花萼钟状,3—5裂,裂片卵形;花冠紫色,5裂,裂片长方状卵形,平展;子房长卵形。浆果卵形或长圆形,鲜红色。(图161)

野生路旁或石隙间。9—10月间开花,11月果实成熟。

药用部分:果实和根皮。根皮呈管状或半管状,外面黄棕色,粗糙,内面灰棕色,有直的细线纹;破折面不平坦;味微甘而后苦。(图162)

民间效用:果实用作强壮药;根皮煎水服,清凉拔毒。民间常采枸杞的叶,供食用,也可解热。

刺酸浆

Physaliastrum heterophyllum (Hemsl.) Mak.

(茄科 Solanaceae)

草药名:龙须参(100号)

多年生草本,高30—50厘米;茎直立,绿色,有柔毛,上部分枝。叶互生,卵形,先端尖,全缘或带波状,有缘毛,基部楔形,叶上面及叶脉上散生细柔毛,有叶柄。花单生于叶腋,花后结浆果,膨大,绿色,外围包有宿存的萼,萼面具有刺状突起。种子多数,近于扁圆,褐色,表面有网纹状突起。(图163)

野生在山坡杂草中。夏季开花,秋末果实成熟。

药用部分:根。根多年生,肉质,主根圆锥形,基部多分根,呈簇生状,支根纤细,干后为浅棕色,表面有皱纹。(图164)

民间效用:根作补药,煎水服,可治虚痨等症。

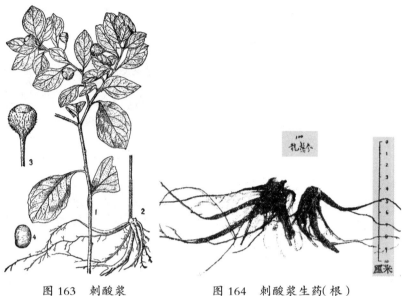

图 163　刺酸浆
1. 植株;2. 根;3. 果实;4. 种子

图 164　刺酸浆生药(根)

酸　浆

Physalis Alkekengi L.

（茄科 Solanaceae）

草药名:灯笼草(70 号)

多年生草本;茎多单生,有棱。叶互生,卵形,先端尖,全缘,基部圆形,两面疏生细软毛,边缘有缘毛。花萼绿色;花冠钟状,乳白色;雄蕊 5 个,生在花冠基部;雌蕊 1 个;花后萼渐增大呈囊状,熟时现橘红色,内有浆果。(图 165)

通常生长在田野或溪边。7—9 月开花, 10 月果熟。

药用部分:果壳(即成熟后的花萼部分)(图 166)

民间效用:把果壳煎水服,可治喉痛及肿。

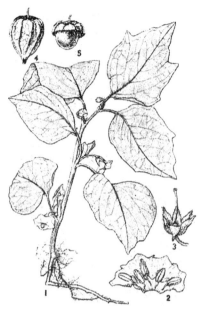

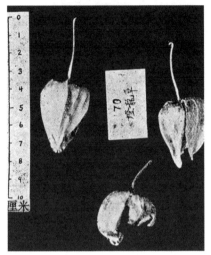

图 165　酸浆

1. 全株植物;2. 剖开的花冠,示雄蕊;3. 花萼和雌蕊;4. 成熟的囊状萼;5. 浆果(自《苏南植物手册》)

图 166　酸浆生药

阴行草

Siphonostegia chinensis Benth.

（玄参科 Scrophulariaceae）

草药名:吊钟草(107 号)

　　一年生寄生草本,高可达 1 米以上,全体密被短柔毛。茎直立,上部多分枝。叶对生,有短柄,羽状分裂,裂片狭,线形至披针形。花多数,排列呈总状花序;萼细长,管状,有 10 条突起的纵脉,萼下有小苞 2 片,萼先端 5 裂;花冠黄色,超出

萼外,唇形,下唇较宽;雄蕊4个，2强。果实具宿萼,含多数种子。(图167)

野生在山坡树林下,阳地生长良好。8—9月间开花，10月果实成熟。

药用部分:全草。(图168)

民间效用:全草煎水服,能治黄病;也能代茶用。

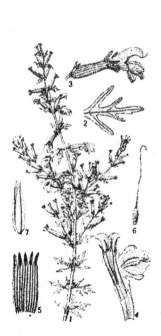

图167　阴行草
1.花枝;2.小叶裂片;3.花;4.花冠剖开后,示雄蕊;5.剖开的花萼;6.雌蕊;7果实(自《苏南植物手册》)

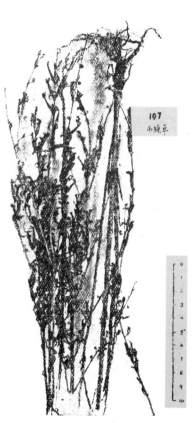

图168　阴行草生药

水苦荬

Veronica Anagallis–aquatica L.

（玄参科 Scrophulariaceae）

草药名：大仙桃草（49 号）

直立草本，单一或分枝，平滑无毛；茎下部节上常易生根。叶对生，广披针形，先端尖，边缘具疏浅的锯齿，基部抱茎。总状花序腋生和顶生，花小，白色，有细花柄，花萼和花冠均为 4 裂，雄蕊 2 个，雌蕊 1 个。果实为蒴果，扁压状圆形，2 裂，先端凹，

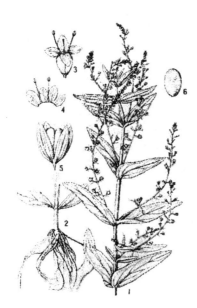

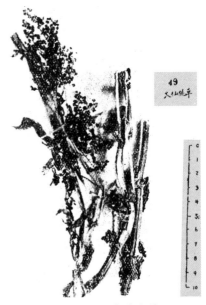

图 169 水苦荬
1. 花枝；2. 根；3. 花；4. 花冠剖开后，
示雄蕊和花瓣的位置；5. 果实（外有宿萼）；6. 种子（自《苏南植物手册》）

图 170 水苦荬生药

表面褐色,有细孔纹。种子多数,极细小,淡褐色。(图 169)

通常生于水田或溪流边。4—5 月间开花结果。

药用部分:全草。(图 170)

民间效用:治妇女产后感冒,煎水,加红糖服。

野 菰

Aeginetia indica L.

(列当科 Orobanchaceae)

草药名:土灵芝草(106 号)

一年生寄生草本,高约 15 厘米,体中无叶绿素。总状花轴极短,由鳞状苞腋抽生花梗,顶端单生侧向开的花;萼 1 片,

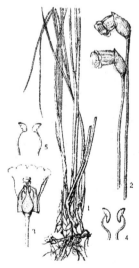

图 171　野菰
1. 芒(寄生植物);2. 花枝;3. 花冠剖开,示雄蕊和雌蕊;4. 下雄蕊;5. 上雄蕊

包围于花冠筒下部,先端尖;花冠白紫色,管状,先端 5 裂,外展;雄蕊 4 个, 2 强,着生在花冠筒内面;雌蕊 1 个,柱头呈皿状。蒴果含多数细小种子。(图 171)

我们采到的这种,是寄生在芒(Miscanthus sinensis Anders.)的根上,芒生在南京紫金山山坡草丛中。9 月开花。

药用部分:根和花。

民间效用:把根或花捣烂外敷;或用甘草作引子,煎水内服,可治骨髓炎。

爵　床

Justicia procumbens L.

（爵床科 Acanthaceae ）

草药名:五累草(45 号)

一年生匍匐草本,有短柔毛;茎带方形,分枝,绿色,节处膨大。叶对生,卵形至广披针形,先端尖,全缘,基部楔形,有短柄。穗状花序顶生或腋生,花小,淡红色;萼片 5 枚,线形,外围有 2 苞片;花冠带唇形,下唇较宽;雄蕊 2 个,着生于花筒内;雌蕊 1 个。果实为蒴果,线形而扁,先端短尖, 2 室,每室有种子 1 粒。种子卵圆形,微扁,细小,黑褐,表面有网纹。(图 172)

生于山野中,尤喜生于湿润荒地或树林边。8—11 月间开花,果实花后不久,即可成熟。

药用部分:全草。(图 173)

民间效用:全草煎水服,治小孩消化不良。

〔附注〕根据我们以往在四川峨嵋山的调查,当地药农把这种叫做"瓦子草",用它的茎叶煎水,洗治腰痛。

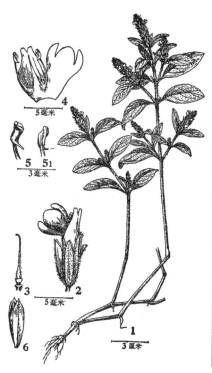

图 172　爵床
1. 植物全形;2. 花;3. 雌蕊;4. 剖开的花冠,示雄蕊;5. 药的正面观及背面观;6. 果实,示开裂的状态(自《药用植物志》)

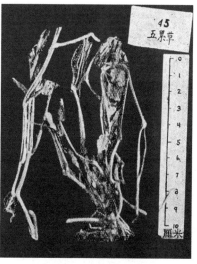

图 173　爵床生药

车　前

Plantago asiatica L.

（车前科 Plantaginaceae）

草药名:车前草(42 号)

多年生草本,具不明显的短根茎,下有多数须根。叶丛出,平展或斜升,广卵形,带肉质,宽约为长的半数,全缘或具疏生而不明显的钝齿,脉5—7条,在背面隆起,有长叶柄。花茎腋生,旱穗状花序,花小而多;花萼4片,外有1鳞片包被

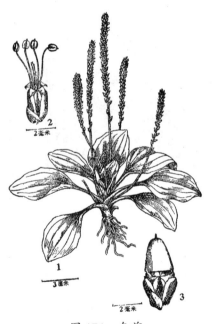

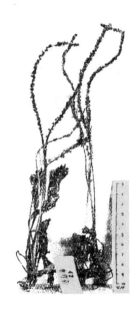

图 174　车前
1. 植物全形;2. 花;3. 果实,示周裂蒴果(自《药用植物志》)

图 175　车前生药

它;花冠 4 裂;雄蕊 4 个,伸出于花冠外;雌蕊 1 个。蒴果卵形,熟时横裂,内有种子 4—8 粒,细小,黑褐色。(图 174）

常见的野草,几到处都有,在湿润的地方,生长尤佳。夏秋间开花结实。

药用部分:全植物。(图 175）

民间效用:全草煎水服,利小便;民间摘取它的嫩叶,也可供食用。

茜　草

Rubia cordifolia L.

（茜草科 Rubiaceae）

草药名:红茜（54 号）

多年生蔓草;茎方形,棱上有倒生刺。叶 4 片轮生,有长柄;叶片三角状卵形,先端尖,全缘,基部心形,并有 5 脉射出,叶柄和叶背面中肋有倒刺。聚伞花序圆锥状,花冠 5 裂,淡黄色;雄蕊 4 个,着生在花筒内;子房 2 室,花柱 2 个,上部分离,下部愈合,柱头头状。果实小球形,浆质,熟时蓝黑色。(图 176）

多生于山野,常攀援在其他植物上。9—10 月开花, 11 月果实成熟。

药用部分:根。根作须根状,多数,粗细不一,纵直或弯曲,表皮粗糙,褐赤色,横断面肉色,多孔。(图 177）

民间效用:根泡酒服,可活血和治筋骨痛。

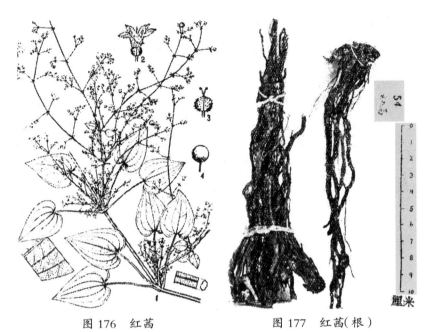

图 176　红茜　　　　　　　图 177　红茜(根)

1.花枝;2.花;3.雌蕊;4.果实(自《苏

南植物手册》)

六月雪

Serissa serissoides (DC.) Druce

(Democritea serissoides DC.)

(Leptodermis nervosa Hutch.)

(茜草科 Rubiaceae)

草药名:六月雪(20 号)

灌木,树皮灰白色,幼枝有微毛。叶簇生,带革质,卵形

至椭圆形,先端尖,全缘,基部渐狭呈短柄状;托叶针状,基部

膜质。花无柄,簇生在小枝顶端;萼 5 裂,裂片钻状披针形,边

缘有缘毛；花冠漏斗形，通常 5 裂，裂片矩圆形，白色或带淡红色；雄蕊 4 个；子房 2 室，花柱细柔，2 裂。果实具 2 种子，半球形。（图 178）

野生在山坡，南京一带较为普遍；亦有栽培于庭园，以供观赏。7—8 月间开花。

药用部分：茎叶和种子。（图 179）

民间效用：将茎叶和种子煎水服，可止吐血。

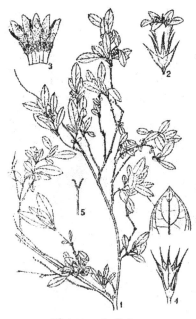

图 178　六月雪
1. 花枝；2. 花；3. 花冠剖开后，示雄蕊着生；4. 花萼；5. 雌蕊的花柱（自《苏南植物手册》）

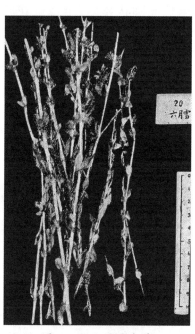

图 179　六月雪生药

忍 冬

Lonicera japonica Thunb.

（忍冬科 Caprifoliaceae）

草药名:银花藤(130 号)

多年生半常绿缠绕灌木,全体密被短柔毛。叶片卵形,以至长椭圆状卵形,全缘。花腋生成对,总柄通常单一;苞1对,叶状,卵形以至椭圆形;花萼短, 5 裂,裂片呈三角形;花瓣分裂呈 2 唇,向外反卷;花初开时白色,后变为黄色;雄蕊 5 个;子房下位,花柱细长,具头状柱头。果实为小球形浆果,成熟

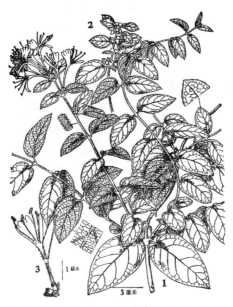

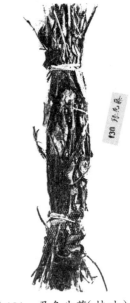

图 180　忍冬
1. 花株;2. 果株;3. 剖开的花,示雄蕊及雌蕊的一部(自《药用植物志》)

图 181　忍冬生药(枝叶)

后为黑色而带光泽。(图 180)

自生于山野;通常栽植于篱旁,以供观赏。6—7 月开花,10 月果熟。

药用部分:茎、叶和花。(图 181)

民间效用:用忍冬的茎叶及花煎水服,可散热解毒,尤其对眼睛发炎时有良好的疗效。

黄花龙牙

Patrinia scabiosaefolia Link.

（败酱科 Valerianaceae）

草药名:黄屈花(12 号)

多年生草本,茎直立,全株有疏毛。叶对生,叶片羽状分裂,裂片广披针形,顶端裂片较大,以下逐渐变小,裂片边缘有粗锯齿,两面均有粗毛,下部叶有柄,上部叶则近乎无柄。花为稀疏的伞房状花序,花冠黄色, 5 裂,筒部短;雄蕊 4 枚;花柱顶端膨大近漏斗状,子房下位。果实为小椭圆形,长约 3 毫米,具 3 棱。(图 182)

南京附近多分布在山坡草丛中。8—9 月间开花, 10—11 月果实成熟。

药用部分:花枝。(图 183)

民间效用:用花枝一钱,泡酒服,治妇人经血不调。

〔附注〕苏联用这植物的根,有降低神经系统兴奋作用,比一般的缬草强 50%,但毒性也较强。

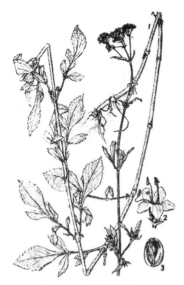
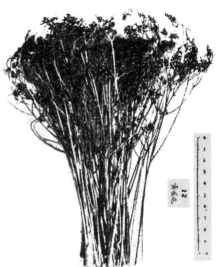

图 182 黄花龙牙　　　　　　图 183　黄花龙牙生药
1.全植物;2.花;3.果实(自《苏南
植物手册》)

栝　楼

Trichosanthes Kirilowii Maxim.

（葫芦科 Cucurbitaceae）

草药名:栝楼、天花粉(根名)(31 号)

草质藤本,高可达10米。叶互生,通常作5—7掌状深裂,有时作3浅裂,裂片矩圆形,先端锐,边缘有锯齿或作缺刻状;叶柄长;卷须细长而柔, 2深裂,先端螺旋形,藉以攀援他物而上升。花雌雄异株,花冠白色,雄花5裂几至基部,裂片条裂成丝状,雄蕊3个。果实卵圆形,熟时呈黄褐色。(图184)

山野多自生,也有栽培的。7—8月间开花, 9—10月间果实成熟。

药用部分:根、果实和种子。种子长椭圆形,扁平,一端微凹。(图 185)

民间效用:根泡酒服,可治跌打损伤;根捣碎后与白糖拌和,外敷伤处,有同效。栝楼的果皮,化痰止咳;栝楼的种子,煎水服,可治肺病。

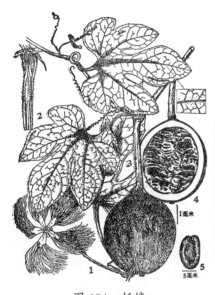

图 184　栝楼
1.雄花株;2.雄花的纵剖面,示雄蕊;
3.果株;4.果实的纵切面;5.种子(自
《药用植物志》)

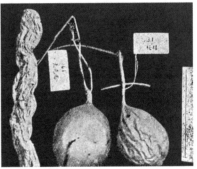

图 185　栝楼生药(根及果实)

杏叶沙参

Adenophora stricta Miq.

（桔梗科 Campanulaceae）

草药名：南沙参（24 号）

多年生直立草本，高约 1 米。根生叶有长柄，心脏状圆形；茎生叶互生，无柄，广卵形，边缘具不整齐的锯齿。总状花序顶生，花两性，花冠紫色，钓钟状或漏斗状，花梗极短，下垂；雄蕊 5 个，雌蕊 1 个，子房下位。果实为蒴果，倒卵形。（图

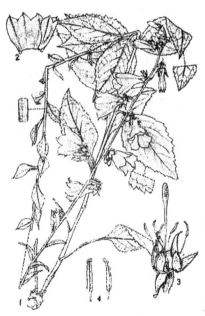

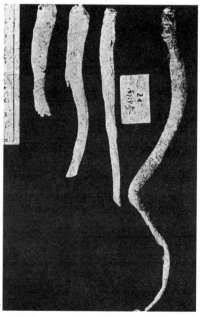

图 186　杏叶沙参
1.花株；2.剖开的花冠；3.已去花冠的花，示萼片、雄蕊和雌蕊；4.花药

图 187　杏叶沙参生药（根）

186）

野生在山坡草丛中。9—10月间开花，11月果熟。

药用部分：根。根呈圆锥形，或圆柱形，略弯曲，上端凸起呈芦头状，近芦头部分，有轮状深沟，或细横纹，并有断续不定的纵皱纹，外面灰白至淡棕色，光泽；横断面为类白色。（图187）

民间效用：用根二两五钱，煎水服，可治咳喘。

桔　梗

Platycodon grandiflorum（Jacq.）A. DC.

（Campanula grandiflora Jacq.）

（桔梗科 Campanulaceae）

草药名：桔梗（102号）

多年生直立草本，全株光滑无毛，带苍白色。叶近于无柄，生在茎中下部的叶有锐锯齿。花有时单独顶生，有时为数朵花所成的疏生总状花序；花萼钟状，绿色；花冠钟状，青紫色或白色；雄蕊5枚，子房卵圆形。果实为蒴果，内有多数种子。种子褐色，狭卵形至椭圆形。（图188）

野生在山坡上，南京近郊，尤为常见。9—10月间开花，冬初果实成熟。

药用部分：根。根呈纺锤状而稍弯曲，上端有盘节状的茎残部，俗称"芦头"，外表淡灰白色或淡黄色，有深陷而绞曲纵皱沟纹，有时见有横长的皮孔；断面粗糙，内部类白色；味

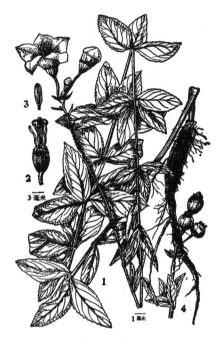

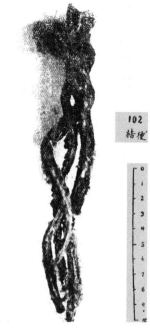

图 188 桔梗

1. 植物全形；2. 雄蕊及雌蕊侧面观
（去花萼及花冠）；3. 花药正面观；
4. 果株（自《药用植物志》）

图 189 桔梗生药（根）

微甜而后苦。（图 189）

民间效用：根煎水服，化痰止咳；也可作补药。

黄花蒿

Artemisia annua L.

（菊科 Compositae）

草药名：青蒿（39 号）

一年生草本，全体近于无毛，揉之有臭气。茎直立，无毛，下部木质化。叶互生，3回羽状细裂，裂片先端尖，两面有极微细的毛或粉末状腺点。头状花序球形，每一头状花序基部具有线形苞片；花托呈矩图形，上着生两性花约20朵；雌花呈筒状，常位在外轮，两性花也呈筒状，位在中央。果实是瘦果，卵形，淡褐色。(图190)

野生在荒地，或路旁，南京近郊分布极为普遍。8—10月开花。

药用部分：全草。(图191)

民间效用：全草煎水服，清热。

〔附注〕草药铺视青蒿、黄花蒿为一物，其实青蒿是另外

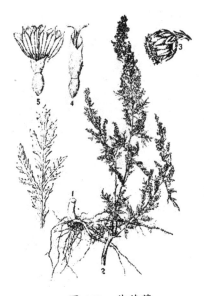

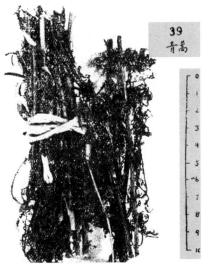

图190　黄花蒿

1.根；2.花枝；3.头状花序；4.筒状花冠；5.花冠剖开，示雄蕊及雌蕊。(自《苏南植物手册》)

图191　黄花蒿生药

一种,学名是 Artemisia apiacea Hance.,两者的区别,参看《中国药用植物志》第四册。

茵陈蒿

Artemisia capillaries Thunb.

（菊科 Compositae）

草药名:茵陈(40 号)

多年生草本;茎直立,多分枝。一年生幼枝上生有柄的 2 回羽状全裂复叶,裂片线形,密被绵白毛;在成熟枝或花枝上

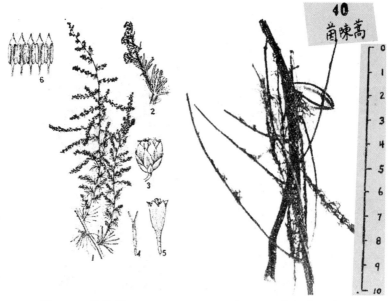

图 192　茵陈蒿
1.花枝;2.花枝放大;3.花序;雌性
花冠;5.两性花冠;6.剖开的雄蕊
（自《苏南植物手册》）

图 193　茵陈蒿生药

的叶羽状全裂,裂片呈毛管状。每 1 头状花序稍下垂,花托上生两性花及雌花各约 5 朵,雌花较两性花稍长。瘦果长圆形,无毛。(图 192)

生在山野及河岸砂砾地为多。9—10 月间开花。

药用部分:全草。(图 193)

民间效用:全草煎水服,能祛湿;用嫩叶做饼吃,能消肿,不生疮疖。

艾

Artemisia vulgaris L.

（菊科 Compositae）

草药名:春天野菊花(140 号)

多年生草本,全体被柔毛,揉之有香气。茎直立,分枝,叶羽状分裂,背面被灰色柔毛,裂片卵形至披针形,边缘有粗齿或小裂片。头状花序小,下垂,卵形,长 3—4 毫米,排列成顶生具叶的圆锥花序。有筒状花而无舌状花。瘦果倒卵形或近圆柱形,有 2 或多数细棱。(图 194)

野生在山坡、田野、路旁草丛中。9—10 月开花。

药用部分;全草。(图 195)

民间效用:全草煎水服,去湿败毒;它的叶片制成艾绒,供针灸用。

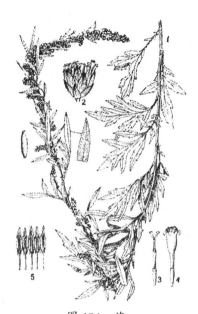 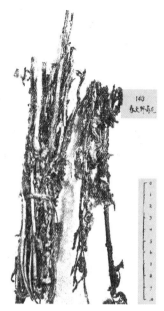

图 194　艾　　　　　　图 195　艾生药
1. 花枝；2. 头状花序；3. 雌性筒状
花冠；4. 两性筒状花冠；5. 雄蕊(已
剖开)(自《苏南植物手册》)

苍　术

Atractylodes lancea (Thunb.) DC.

(Atractylis lancea Thunb.)

(菊科 Compositae)

草药名：苍术(117 号)

多年生草本，高达 60 厘米；茎直立，通常单一，有时上部
分枝，下部木质化。叶互生，革质而厚，着生在茎下部的叶多
为 3 裂，顶端的 1 裂片较大，茎上部的叶为椭圆形至卵状披针

形,叶缘具刺状锯齿。

头状花序顶生,总苞圆柱形;筒状花白色,细长,先端5裂;雄蕊5个,有时退化;子房椭圆形,花柱丝状,柱头浅裂;冠毛羽状,1—3轮。果实为瘦果。(图196)

山坡野生,尤以江苏句容茅山出产的最为著称。9—10月间开花。

药用部分:根茎。根茎呈长块状,表面粗糙,被有鳞片及茎痕,节不隆起,节间短,外面黑褐色,内面白色,并散有红色小点,具黏液。(图197)

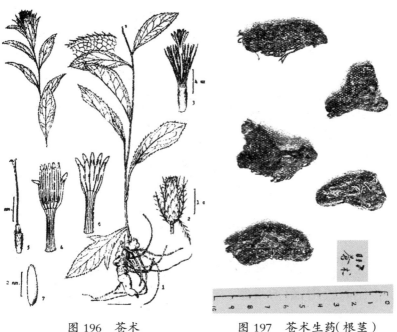

图196 苍术
1.植物的全形;2.花序;3.花;4.筒状花冠剖开后,示雄蕊;5.雌蕊;6.筒状花冠剖开后,示退化雄蕊;7.瘦果

图197 苍术生药(根茎)

民间效用:苍术与当归煎水服,可治妇女血块;民间也用苍术作熏烟料,供室内消毒杀虫用。

〔附注〕苍术通常用作芳香健胃药,并有利尿的作用。

狼把草

Bidens tripartita L.

（菊科 Compositae）

草药名:天麻(111 号)

一年生草本,高约半米;茎平滑,绿色,有时带紫红色,上部分枝。叶对生,在下部的叶为复叶, 3—5 裂,裂片卵状披针形,有粗锯齿;在上部的叶为单叶,披针形,也有粗锯齿。头状花序着生在枝端,外围有叶状的总苞,筒状花冠多数,黄色。果实为瘦果,扁压状,冠毛呈尖锐而具倒刺的芒, 2 枚,宿存。(图 198)

野生于山坡、田畔或溪河边;在湿润向阳的肥沃沙壤,生长尤佳。

9—10 月间开花, 11 月果实成熟。

药用部分:根。主根不甚明显,支根圆锥状而多分歧,干后为灰褐色,表面皱缩有纵纹。(图 199)

民间效用:根煎水服,有通经,活血,拔毒的效能;用量最多五钱,多则有麻醉性。

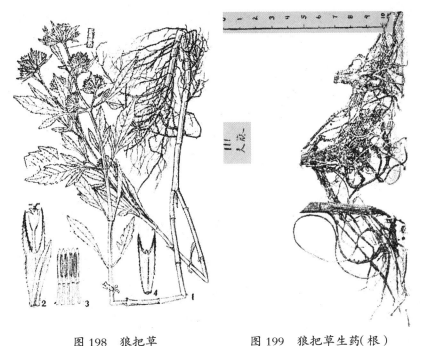

图 198　狼把草
1. 植株;2. 筒状花冠;3. 剖开的雄蕊;
4. 瘦果(自《苏南植物手册》)

图 199　狼把草生药(根)

野　菊

Chrysanthemum indicum L.

（菊科 Compositae）

草药名:野菊花、篱菊花(57、114 号)

多年生草本,茎直立或匍匐状,多分枝,具棱角,表面密被细柔毛。叶互生,叶片羽状分裂,裂片又作羽状浅裂,两面均有细柔毛。头状花序作伞房状排列,有长柄,花黄色,每 1 头状花序,外有总苞,外围的花为舌状花冠,其长数倍于花柱,柱头分叉,无雄蕊;中部的花为筒状花冠,先端 5 齿裂,头尖;下部呈筒状,内有雄蕊 5 枚,花丝分离,药相连而围绕花柱;柱头分叉,向左右展开而微弯,伸出于药筒之上,子房下位,上端无冠毛。(图 200)

普遍野生在路旁或荒地、丘陵。9—10 月间开花。

药用部分:全草。(图 201)

民间效用:全草泡水服,去湿气拔毒;花可代茶。

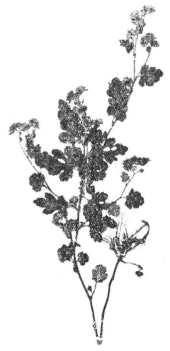

图 200　野菊

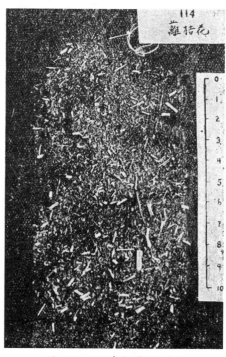

图 201　野菊生药(粉末)

漏 芦

Echinops latifolius Tausch.

（菊科 Compositae）

草药名：追骨风、八里花、八里麻（15 号）

多年生草本,茎直立,密被白色绒毛。叶互生,羽状分裂,表面绿色,背面有白色绒毛,边缘有刺。复头状花序呈球形,密集在茎的顶端,花冠蓝色或白色;每头状花序含花 1 朵,外围着多数刺状苞片;花冠顶端深 5 裂,基部有短冠毛。瘦果长圆形。（图 202 ）

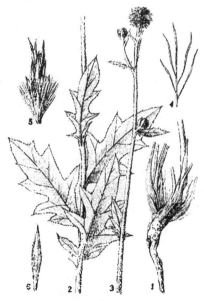

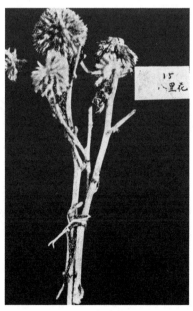

图 202　漏芦
1-3.植物全形;4.叶背面毛绒放大;
5.小花序;6.苞片

图 203　漏芦生药(果枝)

野生在山坡草丛中。7—9 月间开花，10 月果熟。

药用部分：花与种子。（图 203 ）

民间效用：通常采取漏芦的花序，泡酒服，治跌打损伤，并有活血发散的效能。

一年蓬

Erigeronannuus（ L. ）**Pers**.

（ Aster annuus L. ）

（ 菊科 Compositae ）

草药名：牙根消、牙肿消(88 号)

二年生草本，高达 1 米，有短柔毛。茎直立，基生叶辐射状排列，倒卵形，有长柄；茎生叶互生，有短柄，匙形至披针形，边缘疏生锯齿，在茎梢的近于全缘。头状花序排列成伞房状，具总苞；外缘为舌状花，2 列，线形，淡紫色，仅有 1 雌蕊；中央为筒状花，多数，黄色，5 裂，雄蕊 5 个，雌蕊 1 个，冠毛 2 列，易脱落，几与花筒等长。果实为瘦果。（ 图 204 ）

野生于山坡、荒地或路旁。夏秋间陆续开花，花期较长。

药用部分：根。根为须根，纤细而多分枝，干后为淡棕色。(图 205)

民间效用：把根捣烂，调以唾液，敷治牙肉发肿，对小孩更加有效。

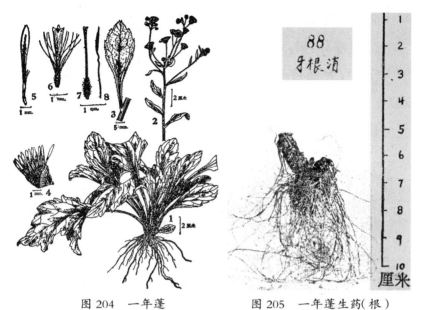

图 204　一年蓬

1.越冬的基生叶;2.花株;3.茎生叶;4.头
状花序的一部;5.舌状花冠;6.筒状花
冠;7.雌蕊;8.雄蕊(自《药用植物志》)

图 205　一年蓬生药(根)

泽　兰

Eupatorium chinense L.

（菊科 Compositae）

草药名:佩兰(126 号)

多年生草本;茎直立,被短毛并有紫色小点。叶对生,广披针形,边缘有细锯齿。伞房状头状花序由少数筒状花组成,苞片卵状披针形,边缘紫色;花冠浅 5 裂;花药围花柱四周;柱头 2 裂,线形;子房近圆柱形。瘦果褐色。(图 206)

野生在山坡、草丛中。9—10月开花。

药用部分:根茎及叶。根茎多数呈圆柱状,有明显的节,节与节间,表面黄褐色,有微细的纵皱纹,横断面黄色。(图207)

民间效用:根茎及叶煎水服,可通经利尿。

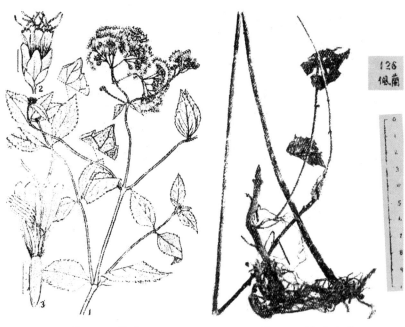

图 206　泽兰

1. 花枝;2. 头状花序;3. 筒状花(花冠剖开,示雄蕊及雌蕊)(自《苏南植物手册》)

图 207　泽兰生药

鼠曲草

Gnaphalium multiceps Wall.

（菊科 Compositae）

草药名:追骨风(48 号)

一年生草本,高 L5—30 厘米,基部多分枝,直立或斜升。叶互生,位于茎下部的呈匙形,上部的叶匙形至倒披针形,边缘近于全缘或稍带波状,基部抱茎,有时两侧稍下延,茎和叶

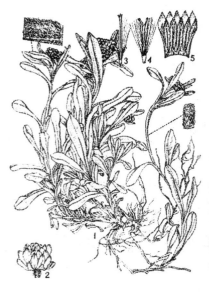

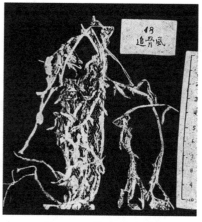

图 208　鼠曲草

1. 植物全形;2. 小头状花序;3. 单性雌花;4. 两性花的雌蕊;5. 两性花冠剖开后,示雄蕊(自《苏南植物手册》)

图 209　鼠曲草生药

均密被绵柔毛。头状花序簇生在顶端；总苞卵形，干膜质，黄色，在外围的被绵柔毛；头状花序中央是两性花，近缘是雌性花。果实是瘦果，具有冠毛。（图 208）生在山野或荒地草丛中；5 月开花。

药用部分：全草。（图 209）

民间效用：全草泡酒服，治筋骨痛。

〔附注〕这植物的叶，在清明节时，民间摘取，加入饼中，供食用，故有"清明菜"的俗名。

土三七

Gynura japonica (Thunb.) Juel.

（ G. segetum (Lour.) Merr. ）

（菊科 Compositae）

草药名：紫三七(125 号)

多年生草本，茎直立，带紫绿色，多分枝。茎生叶互生，形大，羽状分裂，裂片卵形至披针形，边缘浅裂或有锯齿，基部有 3—5 浅裂的托叶 1 对，着生于茎节。疏伞房状头状花序顶生，总苞呈筒状或钟状，花托扁平；花黄色，筒状花冠 5 裂，裂片线形至卵形；雄蕊 5 个，药连合而围于花柱上端；柱头分叉，子房下位。瘦果线形细小，褐色表面有棱；冠毛多数，柔软白色，每 1 冠毛有向上疏生的短刺。（图 210）

民间用这种草药较为普遍，多将野生的移栽于庭园中，因此野生的就少见。9—10 月开花。

药用部分：根。根呈圆柱状，下部有细长须根，表面灰黄色，具有短细横裂纹，折断面新鲜时白色，干燥后呈淡黄色。（图211）

民间效用：用根煎水服，可治各种吐血症。

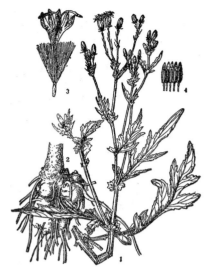

图210 土三七
1.花枝；2.根；3.筒状花冠的纵剖面；
4.展开的雄蕊

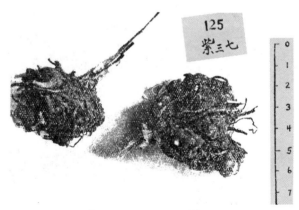

图211 土三七生药（根）

旋覆花

Inula britannica L. subsp. japonica Kitam.

（Inula japonica Thunb.）

（菊科 Compositae）

草药名：黄熟花（19 号）

多年生草本；茎直立，高约 1 米。叶互生，无柄，披针形或长圆状披针形，鲜时绿色，干后带黑色。头状花序顶生，外围的花是舌状花冠，黄色，矩圆形，先端 3 齿裂；中央的花是筒状花冠，两性，先端 5 裂；冠毛等长。瘦果椭圆形，有毛。（图

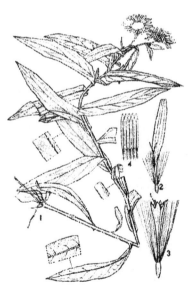

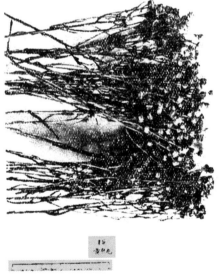

图 212　旋覆花
1. 植物的全形；2. 舌状花冠；3. 筒状花冠；4. 剖开的花药

图 213　旋覆花生药（花枝）

212）

生在田野，水湿的地方尤多。7—8月间开花。

药用部分：主要的是花，也有用茎叶的。（图213）

民间效用：花和苗有祛湿、拔毒、消肿、发散的功效，煎水洗患处。

山莴苣

Lactuca indica L.

（菊科 Compositae）

草药名：白龙头（101号）

一或二年生草本；茎直立，高可达2米，有柔毛，上部分枝。叶互生，长椭圆状披针形，羽状分裂，近基部裂片渐尖，近顶端2对裂片较大，先端尖，下缘全缘，上缘又作2—3不等大的齿裂，上面绿色，下面白绿色，沿中肋疏生细长毛；茎上部的叶呈长披针形。茎梢分枝，顶端着生头状花序，具总苞，舌状花淡黄色。瘦果扁卵形，有翅，喙短，喙端有白色冠毛一层，长毛状。（图214）

自生于山野或路旁。8—9月开花，9—10月间果实成熟。

药用部分：根。幼苗时根呈块状，簇生，卵圆形，肉质，表面黄褐色，平滑，老时伸延呈圆锥形而细长，侧生支根，纤细，干后现皱缩的纵条纹。（图215）

民间效用：将根煎水服，可治妇女血崩及子宫发炎；另用猪的膀胱作引子。

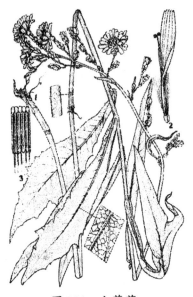

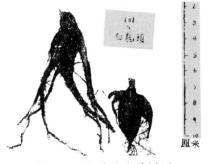

图 214　山莴苣
1. 植株；2. 舌状花冠；3. 剖开的雄
蕊（自《苏南植物手册》）

图 215　山莴苣生药（根）

雅　葱 ①

Scorzonera albicaulis Bunge

（菊科 Compositae）

草药名：土参、黄花地丁（115 号）

多年生草本，直根肥厚而长。茎直立，高约 30 厘米，表面有纵沟纹，幼时密被白绒毛，老时渐脱落。根生叶丛出，有长柄，长披针形至长线形，两端渐狭；茎生叶互生，形同，但叶柄稍短。头状花序生于枝梢，总苞片多层，卵形至披针形，外

---

① 现名鸦葱。——审校者注。

被白绒毛;舌状花黄色。瘦果细长而扁,表面有多数纵肋,无喙;冠毛2列,下部连合,上部分离,羽状,侧毛柔细,互相错综。(图216)

生在山野或田圃间;4—5月间开花。

药用部分:根。根圆柱形而长,肉质,鲜时横切面为白色,并有乳白汁流出;干后表面为褐色或棕色,纵横皱缩凹凸不平,有时呈剥裂状。(图217)

民间效用:南京药农用根煎水服,可治五痨七伤;但在江苏宝华山、茅山及汤山一带,据药农的经验,把根打烂,可敷治疗疮及妇女乳房肿胀。

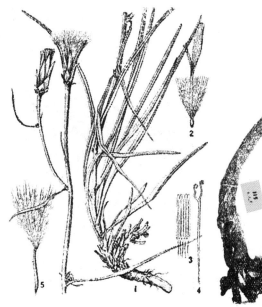

图216　雅葱
1.植株;2.舌状花冠;3.剖开的雄蕊;
4.花柱及柱头;5.瘦果及冠毛(自《苏南植物手册》)

图217　雅葱生药(根苗)

兔儿伞

Syneilesis aconitifolia Maxim.

（Cacalia aconitifolia Bge.）

（菊科 Compositae）

草药名：七里麻（117 号）

多年生草本，茎直立，高 60—90 厘米。根生叶的叶片幼时伞形，下垂；茎生叶互生，叶片掌状分裂，裂片又作不等的 3 深裂，边缘具有疏粗锯齿。头状花序多数，排列成圆锥花穗状，每 1 头状花序具有筒状花冠，两性，先端 5 裂，白色；外有

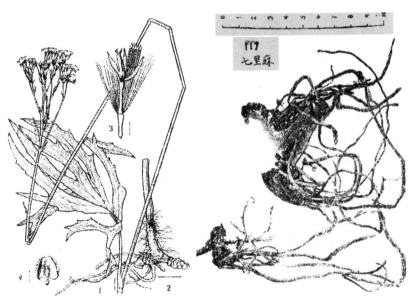

图 218　兔儿伞
1. 花枝；2. 根；3. 筒状花冠；4. 花药（自《苏南植物手册》）

图 219　兔儿伞生药（根）

总苞包围。果实是瘦果。(图 218)

野生在山间树荫下。7—8 月开花，9—10 月果实成熟。

药用部分：根。根细长，多数，近圆柱形，作不规则的弯曲，表面淡棕色，有微细的纵皱纹。折断面黄白色，中间有棕黄色的油点。(图 219)

民间效用：根煎水内服，或外敷患处，治跌打损伤。

蒲公英

Taraxacum mongolicum Hand.–Mazt

（菊科 Compositae）

草药名：蒲公英(146 号)

多年生草本，全草含有乳白的汁液，折断就流出。叶是丛生根出叶，叶片倒披针形，边缘有大小不规则的锯齿或浅裂。花茎顶端生头状花序，舌状花冠深黄色；聚药雄蕊包围在花柱四周，子房下位。果实是瘦果，顶端有白色的冠毛。(图 220)

山野、路边、田野，到处都有生长。3—4 月开花，5—6 月果实成熟。

药用部分：根及全草。根呈圆锥状，上部附有多数叶的残基，周围支根呈纤维状，外面带棕黄色；它的干燥品外部带灰色，显深纵沟及皱纹。(图 221)

民间效用：将根或全草捣烂，与白糖拌搅，敷治妇女奶肿。

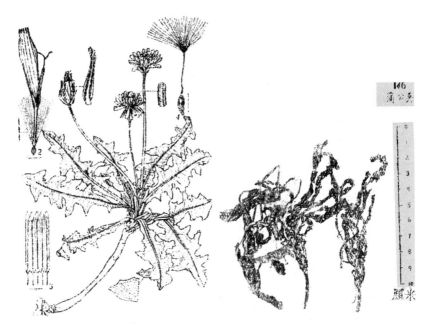

图 220　蒲公英
1.植物的全形;2.舌状花冠;3.剖
开的花药;4.瘦果(自《苏南植物手
册》)

图 221　蒲公英生药

参考文献

[1] 裴鉴、周太炎:中国药用植物志,(简称:药用植物志)第一、二、三、四册,科学出版社。

[2] 裴鉴、单人骅:华东水生维管束植物(简称:水生植物手册),中国科学院出版(1952)。

[3] 南京中山植物园:江苏南部种子植物手册(简称:苏南植物手册)(未刊稿)。

[4] 南京中山植物园:南京附近药用植物的初步调查,中药通报2—3期,(1956)。

[5] 傅书遐:中国蕨类植物志属,中国科学院出版(1954)。

[6] 秦仁昌:中国蕨类植物志全,(英文未刊本)(1930)。

[7] 陈嵘:中国树木分类学。

[8] 牧野富太郎:日本植物图鉴(1953)。

[9] 石户谷勉:中国北部之药草。

[10] 朱中德:科学的民间药草(1930)。

中名索引①

① 原书中本索引以繁体字形编制，本次整理以简体字形排列。——审校者注。

学名索引

A

B

K

Q

Quercus acutissima Carr.　33

R

Ranunculus cantoniensis DC.　56

Rubia cordifolia L.　121

S

Salvia miltiorrhiza Bunge　108

Sanguisorba officinalis L.　68

Saururus chinensis（Lour.）Baill.　32

Scirpus lacustris L.　13

Scorzonera albicaulis Bunge　148

Scutellaria rivularis Wall.　109

Sedum Aizoon L.　60

Sedum fimbriatum（Turcz.）Fr.　61

Selaginella tamariscina（Beauv.）Spring　1

Serissa serissoides（DC.）Druce　122

Siphonostegia chinensis Benth.　114

Smilax china L.　25

Stemona sessilifolia（Miq.）Fr. & Sav.　17

Syneilesis aconitifolia Maxim.　150

"南京稀见文献丛刊"
已出书目

1. 《六朝事迹编类·六朝通鉴博议》　　　　（宋）张敦颐；（宋）李焘
2. 《六朝故城图考》　　　　　　　　　　　　　　　（清）史学海
3. 《梁代陵墓考·六朝陵墓调查报告》

　　　（清末民初）张璜；（民国）中央古物保管委员会编辑委员会

4. 《南唐二主词》　　　　　　　　　　　　　　　（南唐）李璟，李煜
5. 《钓矶立谈·江南别录·江表志》

　　　　　　　　　　（宋）佚名；（宋）陈彭年；（宋）郑文宝

6. 《南唐书（两种）》　　　　　　　　　　（宋）马令；（宋）陆游
7. 《南唐二陵发掘报告》　　　　　　　　　　　　　　南京博物院
8–11. 《景定建康志》　　　　　　　　　　　　　　　（宋）周应合
12. 《南京·南京》　　　　　　　　　　（明）解缙；（民国）李邵青
13. 《洪武京城图志·金陵古今图考》　　　　（明）礼部；（明）陈沂
14. 《明太祖功臣图》　　　　　　　　　　　　　　　（清）上官周

169

15.《金陵百咏·金陵杂兴·金陵杂咏·金陵百咏(外一种)》

（宋）曾极；（宋）苏泂；（清）王友亮；（清）汤濂

16.《献花岩志·牛首山志·栖霞小志·覆舟山小志》

（明）陈沂；（明）盛时泰；（明）盛时泰；（民国）汪阆

17.《金陵世纪·金陵选胜·金陵览古》

（明）陈沂；（明）孙应岳；（清）余宾硕

18.《后湖志》　　　　　　　　　　　　　　　　　　　（明）赵官等

19.《金陵旧事·凤凰台记事》　　　　　（明）焦竑；（明）马生龙

20.《金陵琐事·续金陵琐事·二续金陵琐事》　　　　　（明）周晖

21.《客座赘语》　　　　　　　　　　　　　　　　　　（明）顾起元

22-24.《金陵梵刹志》　　　　　　　　　　　　　　　（明）葛寅亮

25.《金陵玄观志》　　　　　　　　　　　　　　　　　（明）葛寅亮

26.《留都见闻录·金陵待征录》　　　（明）吴应箕；（清）金鳌

27.《板桥杂记·续板桥杂记·板桥杂记补》

（明末清初）余怀；（清）珠泉居士；（清末民初）金嗣芬

28.《建康古今记》　　　　　　　　　　　　　　　　　（清）顾炎武

29.《随园食单·白门食谱·冶城蔬谱·续冶城蔬谱》

（清）袁枚；（民国）张通之；（清末民初）龚乃保；（民国）王孝煃

30.《钟山书院志》　　　　　　　　　　　　　　　　　（清）汤椿年

31.《莫愁湖志》　　　　　　　　　　　　　　　　　　（清）马士图

32.《金陵览胜诗考》　　　　　　　　　　　　　　　　（清）周宝偀

33.《秣陵集》　　　　　　　　　　　　　　　　　　　（清）陈文述

34.《摄山志》　　　　　　　　　　　　　　　　　　　（清）陈毅

35.《抚夷日记》　　　　　　　　　　　　　　　　　　（清）张喜

36.《白下琐言》 (清)甘熙

37.《灵谷禅林志》 (清)甘熙、谢元福,(民国)佚名

38.《承恩寺缘起碑板录· 律门祖庭汇志·扫叶楼集·金陵乌龙潭放生池古迹考》

(清)释鹰巢;(清末民初)释辅仁;(民国)潘宗鼎;(民国)检斋居士

39.《教谕公稀龄撮记·可园备忘录·凤叟八十年经历图记》

(清)陈元恒,(清末民初)陈作霖;(清末民初)陈作霖,

(民国)陈祖同、陈诒绂;(清末民国)陈作仪

40-42.《南京愚园文献十一种》 (清)胡恩燮,(民国)胡光国 等

《白下愚园集》 (清)胡恩燮等,(民国)胡光国

《白下愚园续集》 (清)张之洞等,(民国)胡光国

《白下愚园续集(补)》 (清)潘宗鼎等,(民国)胡光国

《愚园宴集诗》 (清)潘任等

《白下愚园题景七十咏》 (清)胡恩燮,(民国)胡光国

《愚园楹联》 (民国)胡光国

《白下愚园游记》 (民国)吴楚

《愚园题咏》 (民国)胡韵蕖

《愚园诗话》 (民国)胡光国

《愚园丛札》 佚名

《灌叟撮记》 (民国)胡光国

43.《江宁府七县地形考略·上元江宁乡土合志》 (清末民初)陈作霖

44-45.《金陵琐志九种》 (清末民初)陈作霖,(民国)陈诒绂

《运渎桥道小志》 (清末民初)陈作霖

《凤麓小志》 (清末民初)陈作霖

《东城志略》	（清末民初）陈作霖
《金陵物产风土志》	（清末民初）陈作霖
《南朝佛寺志》	（清末民初）孙文川，陈作霖
《炳烛里谈》	（清末民初）陈作霖
《钟南淮北区域志》	（民国）陈诒绂
《石城山志》	（民国）陈诒绂
《金陵园墅志》	（民国）陈诒绂
46–47.《秦淮广纪》	（清）缪荃孙
48.《盋山志》	（清）顾云
49.《金陵关十年报告》	（清末民国）金陵关税务司
50.《金陵杂志·金陵杂志续集》	（清末民初）徐寿卿
51.《南洋劝业会游记》	（民国）商务印书馆编译所
52.《新京备乘》	（民国）陈迺勋，杜福堃
53.《金陵岁时记·岁华忆语》	（民国）潘宗鼎；（民国）夏仁虎
54.《秦淮志》	（民国）夏仁虎
55.《雨花石子记》	（民国）王猩酋
56.《金陵胜迹志》	（民国）胡祥翰
57.《瞻园志》	（民国）胡祥翰
58.《陷京三月记》	（民国）蒋公穀
59.《总理陵园小志》	（民国）傅焕光
60.《金陵名胜写生集》	（民国）周玲荪
61.《丹凤街》	（民国）张恨水
62.《新都胜迹考》	（民国）周念行，徐芳田
63.《金陵大报恩寺塔志》	（民国）张惠衣

64. 《万石斋灵岩大理石谱》　　　　　　　　（民国）张轮远

65. 《明孝陵志》　　　　　　　　　　　　　（民国）王焕镳

66. 《金陵明故宫图考·南京明故宫制度与建筑考》

　　　　　　　　　　　　（民国）葛定华；（民国）朱偰

67. 《冶城话旧·东山琐缀》　　　　　　　　（民国）卢前

68. 《首都计划》　　　　　　（民国）国都设计技术专员办事处

69. 《总理奉安实录》　　　　（民国）总理奉安专刊编纂委员会

70-71. 《总理陵园管理委员会报告》　　（民国）总理陵园管理委员会

72. 《首都丝织业调查记》　　　　　　（民国）工商部技术厅

73. 《科学的南京》　　　　　　　　　　（民国）中国科学社

74. 《新南京》　　　　　　　　　（民国）南京市市政府秘书处

75. 《中国经济志·南京市》　　　（民国）建设委员会经济调查所

76. 《京话》　　　　　　　　　　　　　　（民国）姚颖

77. 《国立中央研究院概况（1928—1948）》　　（民国）朱家骅

78. 《南京概况》　　　　　　　　　　　（民国）书报简讯社

79. 《渡江和解放南京》　　　　　　　　　　张宪文等

80. 《南京民间药草》　　　　　　　　　　周太炎，丁至遵

81. 《骆博凯家书》　　　　　　　　　　　〔德〕骆博凯

82. 《外人目睹中之日军暴行》　　　　　　〔英〕田伯烈

83. 《南京》　　　　〔德〕赫达·哈默尔，阿尔弗雷德·霍夫曼